激光诱发电位的提取与麻醉深度监测

王光明 著

电子工业出版社
Publishing House of Electronics Industry
北京·BEIJING

图书在版编目（CIP）数据

激光诱发电位的提取与麻醉深度监测 / 王光明著.
北京 ： 电子工业出版社，2024. 8. -- ISBN 978-7-121
-48616-6

Ⅰ．R614

中国国家版本馆 CIP 数据核字第 2024RB1866 号

责任编辑：李筱雅
印　　刷：北京虎彩文化传播有限公司
装　　订：北京虎彩文化传播有限公司
出版发行：电子工业出版社
　　　　　北京市海淀区万寿路 173 信箱　邮编　100036
开　　本：720×1 000　1/16　印张：10.25　字数：136 千字　彩插：3
版　　次：2024 年 8 月第 1 版
印　　次：2024 年 8 月第 1 次印刷
定　　价：89.00 元

凡所购买电子工业出版社图书有缺损问题，请向购买书店调换。若书店售缺，请与
本社发行部联系，联系及邮购电话：（010）88254888，88258888。

质量投诉请发邮件至 zlts@phei.com.cn，盗版侵权举报请发邮件至 dbqq@phei.com.cn。

本书咨询联系方式：（010）88254134，lixy@phei.com.cn。

在手术过程中，麻醉剂通常被医生用来减轻患者的痛苦，同时也可以为医生手术操作提供便利。麻醉的主要目的是暂时抑制患者对伤害性刺激的反应，确保患者在手术过程中既无痛感也无记忆。然而，麻醉可能会带来副作用；若麻醉深度不足，手术中的创伤性操作可能被患者感知并记忆下来，部分患者因此可能在术后发展出精神或心理问题。目前，麻醉师通过观察患者的肌肉紧张、瞳孔反射、出汗、流泪等自主神经反应（定性判断临床指标），以及心率、血压等半定性判断临床指标来评估麻醉深度，但这种方法尚未满足临床对有效麻醉深度监测方法的需求。

鉴于麻醉深度监测研究的重要性及目前基于脑电信号的新的麻醉深度监测指标的探索，本书采用脑电信号分析，并引入小波变换方法，旨在建立一个完整的麻醉深度监测系统。本书共分 7 章，详细讨论了评估麻醉深度的各项指标、若干关键问题及核心技术。

第 1 章为绪论，主要阐述了麻醉深度监测的研究意义及其相关方向的研究现状与分析，并对本书的主要研究内容及结构进行了梳理。

第 2 章介绍了麻醉深度监测系统涉及的基本原理，对麻醉深度监测研究涉及的各方面基本理论进行了探讨，主要涉及麻醉与麻醉深度、脑电信号、脑电信号的非线性动力学分析及其在麻醉深度研究中的应用、诱发电位信号和激光诱发电位信号。

第 3 章介绍了基于小波变换的脑电信号去噪方法，包括小波变换去噪原理和方法概述、小波阈值去噪法及其改进、改进的小波阈值去噪法在脑电信号去噪中的应用。

第 4 章介绍了麻醉状态下脑电信号的无序度分析，针对麻醉深度监测系统中的镇静程度监测问题，进行了麻醉状态下脑电信号无序度分析。麻醉状态下脑电信号无序度的降低，可以作为评估患者镇静程度的指标。本章归纳总结了无序度分析方法及它们在脑电信号分析中的应用，进行了麻醉状态下脑电信号的 Kc 复杂度分析和麻醉状态下脑电信号的近似熵分析。结果表明，麻醉状态下和清醒状态下脑电信号的 Kc 复杂度与近似熵均存在显著差异。

第 5 章介绍了激光诱发电位疼痛监测技术研究，针对麻醉深度监测系统中的镇痛程度监测问题，研究了激光诱发电位信号的提取。由于激光诱发电位信号具有良好的疼痛特异性，因此成为疼痛监测和镇痛程度评估中的重要指标。本书建立的激光诱发电位疼痛监测方法，采用半导体激光器提供连续输出的灼烧感痛温觉刺激，采用固体染料激光器提供脉冲输出的冲击感痛温觉刺激，对人手背中心进行刺激实验，提取激光诱发电位信号，并将其作为镇痛程度评估指标。快速提取激光诱发电位信号是疼痛监测领域的研究瓶颈，现在使用的经典累加平均法通常会丢失重要的瞬态信息，由于能量积累容易在受试者体表造成灼伤，而且准确率也会因受试者的感官习惯性而降低。因此本章提出一种基于小波变换的激光诱发电位信号快速提取方法，并通过实验研究，证明了该方法的有效性，并成功提取了激光诱发电位信号波形。

第6章介绍了麻醉药物对定量药物脑电图的作用，以探索镇痛、镇静综合指标为目的，观察了常用静脉麻醉药丙泊酚（异丙酚）对家兔定量药物脑电图 α 频段的影响，为日后分析激光刺激和麻醉药物共同引起的脑电信号变化提供了基础。

第7章为结论，总结了全书的研究成果并对未来的研究方向进行了展望。

将小波变换应用于脑电信号是一个备受关注的研究热点，在涉及大脑及其病变研究的诸多领域中都有良好的表现。开发小波变换在脑电信号处理领域的新应用，本身也具有独立的研究价值。

限于著者水平，书中难免有疏漏和不当之处，敬请读者批评指正。

CONTENTS 目 录

第1章

绪　　论

1.1　麻醉深度监测的研究意义

现代麻醉要求的理想麻醉状态是指满足以下条件的全身麻醉状态：

（1）意识消失、无知晓、无术后回忆；

（2）抗逃避反射抑制适度，即肌肉松弛良好；

（3）抗伤害反应抑制适度，即镇痛良好。

为了最大限度地减小手术操作和麻醉对机体产生的影响，麻醉药物及其用量、中枢神经系统（Central Nervous System，CNS）被抑制的程度是临床麻醉必须考虑的重要问题。因此，对全身麻醉的深度研究已成为临床麻醉应用基础研究中的一个重大课题。

麻醉深度的含义在历史上是基于不同麻醉药物的使用而不断充实起来的，是麻醉药物多种药理效应的综合表现。迄今为止，尚无合适的麻醉深度定义。麻醉深度监测的目的是指导科学合理用药，调控理想的麻醉深度以保证手术的安全。现在的主流认识是麻醉深度为中枢神经系统在外界刺激和麻醉药物的共同影响下所处状态的描述。Kissin指出在麻醉药物种类较多的情况下，不可能用一种手段测定不同药理作用的强度，因此提出用谱的形式描述麻醉强度。Griffith等的研究显示，在麻醉药物不断进入人体发挥作用时，人的意识状态发生阶段性的改变，表现为麻醉期间对外界刺激的反应能力和回忆的阶段性改变，其中包括对伤害性刺激的轻微反应、镇痛和肌肉松弛等。然而，到目前为止，在国内外尚无公认的对全身麻醉深度进行监测的系统性量化监测指标。

麻醉深度的实时监测和调整是临床麻醉学研究的重点和难点，如今普遍使用的利用心率、血压等人体主要生命特征指标对麻醉深度进行半定性监测的手段，已经无法给出令人满意的结果，对麻醉药物剂量进行全定量调控的要求日益提升。其中，基于自发脑电信号和诱发电位（Evoked Potential，EP）信号获取麻醉深度定量监测指标的方法呈现出较大的优势，尤其诱发电位信号的实时监测在临床应用中具有多方面的重要意义。鉴于被激光刺激诱发兴奋的神经纤维具有高度的选择性，激光诱发电位（LEP）与疼痛传递和产生具有密切的相关性，本研究期望从神经电生理的角度筛选一个可供临床应用、用于疼痛定性和定量分析的客观指标，结合已经较成熟的肌肉松弛、镇静量化监测指标，开发自主知识产权的麻醉深度监测系统。

本研究可以为研发与疼痛相关的脑电生理技术，以及开发具有自主知识产权的疼痛量化激光刺激器和完整的麻醉深度监测系统提供良好基础，在临床麻醉深度监测及其相关基础研究领域具有重要意义，后续可将相关专利产品产业化并投放到医用电子市场，填补我国该领域产品的空白。本项目开发和研究麻醉深度定量监测指标及麻醉深度监测系统，为全自动麻醉闭环控制系统提供可靠的反馈体系，最终为自动麻醉机器人的开发打下理论和物质基础，符合现代麻醉的发展趋势。本研究采用脑电信号处理方法，以及进行诱发电位信号检测与分析的小波方法等一系列新的处理方法进行神经电生理研究，将为该领域研究拓宽思路。

由于国外 LEP 应用于麻醉学领域的研究尚不多见，以及国内尚无此类研究，所以本研究将深化和拓宽该领域研究，希望能够填补国内的研究空白，不仅具有重要的理论意义和临床应用推广价值，而且涉及国内具有自主知识产权的激光刺激器和完整的麻醉深度监测系统的开发与应用推广，将具有可观的经济效益，并在临床麻醉深度监测及疼痛研究等领域获得广泛的应用。

1.2　相关方向的研究现状与分析

1.2.1　麻醉深度监测的研究状况

20 世纪 80 年代前，人们对麻醉深度的评价主要靠自主神经反应，各种反应针对麻醉状态表现出的特异性均不高，包括肌肉紧张、瞳孔反射、出汗、流泪等定性判断临床指标，以及心率、血压等半定性判断临床指标，但是这些指标不能反映患者在术中的感知程度，与麻醉深度的相关性较低，难以准确反映麻醉深度。随着人们对麻醉深度的深入研究及神经刺激器、脑电技术的发展，研究者从生理学角度出发，将麻醉深度分解为镇静程度、肌肉松弛程度、镇痛程度 3 个方面分别予以量化评估，然后再加以综合，以实现对麻醉深度的客观判断。

在进行神经肌肉兴奋传递功能监测时研究者常使用神经刺激器，临床上应用 4 个成串电刺激（Train-Of-Four，TOF）等各种电刺激方式对人体的末端运动神经进行刺激，导致其控制的肌肉系统发生收缩。借助这种肌肉系统的收缩效应可以定性地评估肌肉松弛作用，进而反映肌肉松弛药物产生效果的时间延迟、强弱及阻滞特性。

研究者一般采用脑电双频指数（Bispectral Index，BIS）来进行镇静程度的监测，BIS 是一种由多个参数共同合成的指标，在表征脑电图在各种麻醉状态下具有差异的双频谱参数中，通过多元逐步回归分析，排除与具体手术操作过程相关性较低的指标，得到一系列特异性较强的指标，并通过运算得到 BIS 的数值。由于 BIS 能够比较充分地反映患者的镇静程度，因此成为获得美国食品药品监督管理局（FDA）认证的镇静程度指标。

Mantzaridis 等提出了听觉诱发电位（Auditory Evoked Potential，AEP），听觉诱发电位指数通过计算听觉诱发电位信号波形上 0.56ms 间隔的相邻点之间振幅模差值的开方和，来获得监测镇静程度的数值参数。AEP 是继 BIS 之后获美国 FDA 批准用于临床麻醉深度监测的另一个指标，在反映受试者意识转换、意识消失、麻醉苏醒等方面与 BIS 各有优缺点。

Gajraj 等的研究表明，AEP 和 BIS 都能够描述人在麻醉过程中的镇静程度，都与人的意识状态相关，而 AEP 可以更清晰地预见人的意识状态的根本性改变。在人的意识状态由模糊缓慢转向清醒的过程中，BIS 缓慢地升高，此过程与人苏醒的过程基本一致，这与 BIS 由自发神经活动产生有关；AEP 在人的意识状态由模糊缓慢转向清醒的节点处会产生一个明显的阶跃，因此更能确认意识由无到有的质变。BIS 和 AEP 两者互补虽然基本能达到镇静程度量化监测的要求，但还需要进一步完善。

关于镇痛程度监测，基于人在疼痛状态下心率会发生一定改变这一现象，有研究通过对人的心率变化进行时频分析，提取出心率变异性指标，将其作为评价交感神经、迷走神经均衡性的一个指标。患者对疼痛刺激的反应首先表现为交感—副交感系统的兴奋，而全身麻醉可显著抑制心率变异性指标，因此有研究建议用心率变异性指标作为评价麻醉过程中镇痛程度的指标。但经过量化的心率变异性指标受多种因素的影响，反映镇痛程度的特异性较差。因此，特异性镇痛程度量化监测指标的建立和研究成为目前国际上麻醉深度监测研究领域的研究重点。目前临床应用的镇痛程度评价或对疼痛的定性或定量分析多基于主观判断而缺乏客观指标，即缺乏敏感、特异和量化反映疼痛变化的客观指标。

过去在研究针刺镇痛原理时，常常以体感诱发电位（Somatosensory Evoked Potential，SEP）作为反映疼痛的客观指标。常规电刺激的 SEP 早成分的解剖结构及其主波的神经发生源已经基本明确，而其晚成分则受多种因素（如注意状态、受试者对刺激的预期性等因素）的影响。虽然常规 SEP 反映了多种类型的感觉纤维的兴奋与传导，但主要反映了外周有髓粗纤维传导深感觉的活动，其径路主要经薄、楔束及其薄、楔束核，内侧丘系，丘脑腹后外侧核，体感皮层及其相关皮层；而外周传导痛觉的细纤维（如有髓细纤维 Aδ 纤维、无髓细纤维 C 纤维）及脊髓丘脑束（Spinothalamic Tract，STT），用常规的 SEP 难以估计，例如，用于治疗顽固性疼痛的脊髓前外侧索切断术，术后常规 SEP 完全正常。

引出与疼痛相关的诱发电位信号的先决条件是对特异性疼痛刺激进行选择。20 世纪 80 年代，曾有研究者使用皮肤疼痛点刺激、皮肤针刺刺激等，20 世纪 90 年代初，仍然有采用 2 号牙钻在手指进行皮肤穿刺后，将刺激电极置于穿刺部位的刺激方案，但这些刺激都是对触觉、压力感觉、本体感觉、痛觉的复合刺激，而不是选择性刺激痛觉纤维，而且有的刺激具有明显的创伤性。1975 年，Mor 和 Carmon 采用 CO_2 激光刺激器，其能量集中在极短的时间内释放，产生辐射热。由于辐射热属于长波辐射，所以这种刺激在表皮层约 50μm 内被完全吸收，仅能激活表皮内痛温觉的游离神经末梢感受器，即能够选择性兴奋 Aδ 纤维和 C 纤维，研究者对激光刺激经过脊髓丘脑束的上行传导过程也有了基本的认识。由于激光刺激器不直接接触体表，所以 LEP 无体感成分，痛觉纤维选择性高。因此，可以认为 LEP 是反映受试者疼痛程度的一个有效信号。激光冲击人的体表会令人感受到两种疼痛刺激，即反应时约 200ms 的瞬时体表冲击感痛温觉刺激，以及反应时约 1200ms 的依赖时间积累的体表灼烧感痛温觉刺激。对应上述两种疼痛刺激，LEP 包含晚（Late）成分（与 Aδ 纤维有关）与超晚（Ultralate）成分（与 C 纤维有关）。LEP 的晚成分在研究中被认为描述了中枢神经系统对痛觉的确认，如对痛点的定位和对疼痛程度的认知。绝大多数受试者的 LEP 都可以分成较弱的负相成分 N200（N_2）和较明显的正相成分 P200（P_2）[①]，其中命名数字为其峰值的潜伏期。P_2 波幅与受试者所报的疼痛评分呈正相关关系，镇痛药吗啡对晚成分波幅也有下调作用。另外，激光具有良好的可控性，能提供连续可调的不同强度的疼痛刺激，为疼痛特异性激光诱发电位信号的筛选和相关性研究提供了必要前提。而且，激光刺激是无创刺激，易于被临床患者接受，有良好的推广前景和应用前景。

目前，国外已将 LEP 用于研究疼痛信号的传导机制、疼痛产

① 一种事件相关电位（Event-Related Potential，ERP）的命名方式，按其潜伏期命名时，正波命名为 P，负波命名为 N，并在其后标注出潜伏期，例如，200ms 左右出现的正波记为 P200，通常我们提到的 P_1、N_1、P_2、N_2、P_3 分别称为 P100、N100、P200、N200、P300。

生的脑机制、心理因素对疼痛的影响、清醒和苯巴比妥麻醉下 LEP 的差异，还用于测定周围神经中 Aδ 纤维、C 纤维及脊髓丘脑束的传导速度，判定中枢神经系统疾病（如多发性硬化、脊髓空洞症和热带痉挛性截瘫）导致痛觉减退的机制和程度。目前在麻醉学领域已开始使用 LEP 对部分镇痛药物，如亚麻醉剂量的异氟烷（Isoflurane）的镇痛程度进行监测。但是，迄今为止，国际上尚未筛选出相关性良好的量化监测疼痛特异性的 LEP 指标，国内由于没有成熟的激光刺激器问世，所以此方面的研究尚属空白。

1.2.2　脑电信号处理的研究现状

脑电信号的数字化处理开始于 20 世纪 60 年代，当时的研究重点主要集中在脑电信号的采集和检测上。随后，为检测棘波和慢波，有多种脑电信号自动检测手段被提出，如模拟法、专家系统检测法、神经网络法、小波变换法和非线性分析法等。

模拟法出现时期较早，首先根据经验定义出不同波形的基本形态，然后将波形特点编码，与实际波形进行比较并识别。在检测棘波时，主要通过比较波幅、尖度的大小来对脑电信号进行分类，所有设定参数完全基于波形特征，然而这些波形特征并不足以确定一个波形是否为棘波，因为其完全忽略了脑电信号对棘波的影响和对空间信息的作用。

专家系统检测法基于规则法，如 Glover 结合时空信息来消除脑电伪迹。专家系统检测法是通过模拟人类对脑电信号的专家认知过程，建立判别系统对脑电信号波形进行识别和确认，如Dingle 使用多层专家系统识别癫痫波的存在。该方法在使用模拟法进行波形识别的基础上，应用专家系统处理了波形之外的若干特征信息，虽然这个过程基本取得成功，但规则量过大且规则标准不统一限制了此方法的应用。

近年来，人工智能和神经网络技术开始应用于脑电信号的检测与处理。神经网络具有波形提取和消噪功能，且不需要大量的规则描述。反向传播网络是目前较为常用的波形识别方法，其训练模式随着输入模式的改变而改变，有两种常见的输入模式：一种是特征参数输入法，其关键在于参数选择是否适当；二是原始数据输入法，该方法虽然可以完全保留脑电信号信息，但网络结构较大，计算时间较长。

小波变换被誉为"数学显微镜"，弥补了傅里叶变换在非平稳信号处理上的不足。小波变换具有较高的分辨率，且分辨率可分级，在时域和频域上能够处理信号的局域特征。但是，目前利用小波变换来检测脑电信号在近年来刚刚兴起。

目前研究脑电信号检测较前沿的方法基本上都是运用混沌理论。混沌系统是具有确定性支配的类随机性体系，该系统受到固定规则的支配，但表现出由复杂性产生的不可预测性，混沌系统状态会受到初始条件的细微改变的影响。混沌系统的稳定解被称为吸引子，吸引子的特性决定了混沌系统的诸多重要特征。近年来，脑电信号的混沌理论研究有以下热点：①对脑电信号的非线性证明。1985 年，Babloyantz 等研究发现，人类脑电信号在睡眠的第二阶段和第四阶段表现为混沌状态；Rapp 等人模拟出了类似脑电信号的动态系统。②对脑电信号混沌系统维度的讨论。目前有许多研究者支持脑电信号来自低维混沌系统，其主要支持者有 Rapp、Babloyantz、Başar 和 Röschke、Stuart 和 Soong；但同时也存在一些研究者不支持这一观点，Theiler 通过实验分析认为，脑电信号并不处于混沌状态，仅具备非线性特性；Pritchard 的研究结果表明，脑电信号至少在人平静状态下不处于低维混沌状态；Rapp 和 Theiler 也对脑电信号的混沌系统维度提出了不同意见。20 世纪 90 年代的一系列研究报道大多认为，原始脑电信号并不来自低维混沌系统，完全利用低维混沌理论进行脑电信号分析存在缺陷。目前关于脑电信号混沌系统维度的讨论仍存在很大争议，但是利用非线性动力学理论研究脑电信号的内在机理有很强的实用价值。

全身麻醉的目标包括使患者的思维、意识、感觉彻底消失，即实现患者的镇静。通过采用各种有效方法对患者麻醉期的脑电信号进行分析，完全可能提炼出定量表示麻醉深度的新指标，并可以与通过诱发电位信号制定的麻醉深度监测指标相互验证。

用于描述麻醉深度的各种指标，如峰值、中心频率、边缘频率、脑电双频指数等，均具有较大的个体差异性和药物差异性，严重限制了其临床应用。这主要是因为这些方法大多认为脑电信号是平稳的，没有考虑到脑电信号的混沌特性和麻醉药理作用的复杂性。本书的研究能够弥补这一缺陷，利用小波变换分析麻醉状态下的脑电信号，确定麻醉状态下评估意识消失程度和疼痛消失程度的有效指标，完善建立麻醉深度监测系统过程中使用的若干关键技术。

1.3　本书的主要研究内容和结构

本书研究的各项关键技术旨在构建完整、集成的麻醉深度监测系统，该系统将麻醉作用的 3 个程度，即肌肉松弛程度、镇静程度、镇痛程度转化为 3 种神经电生理指标。不同的麻醉药物对这 3 个程度的灵敏度不同，但其适宜注入量均以 3 种神经电生理指标全部降至 0 来确定。预期建立的麻醉深度监测系统，首先通过成熟的肌电信号指标评价肌肉松弛程度，其次通过脑电信号指标评价镇静程度，再次通过激光诱发电位信号评价镇痛程度，最后对 3 种神经电生理指标进行综合，在等待麻醉药物注入的过程中，根据 3 种神经电生理指标控制药量的最大值，从而确定适宜注入量。该系统的建立是一个较为复杂的系统工程，要经过大量的临床实验，在不同阶段反复验证数据的有效性。本书涉及其中关键技术的研究，通过脑电信号复杂性测度，研发评价镇静程度的神经电生理指标；通过激光诱发电位信号，研发评价镇痛程度的神经电生理指标；通过药物定量脑电图指标，尝试研发能够直接反映镇静程度和镇痛程度的综合指标。目前对肌肉松弛程度的研究已经较为成熟，在此不做详述，要实现各种神经电生理指标的综合，需要对不同药物进行反复临床实验，预期建立的麻醉深度监测系统结构如图 1-1 所示。

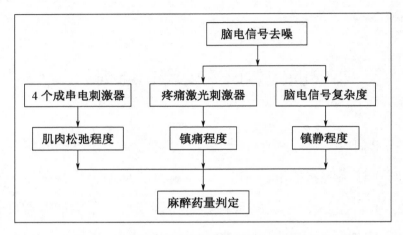

图 1-1　预期建立的麻醉深度监测系统结构

第 2 章

麻醉深度监测系统涉及的基本原理

2.1 引言

以脑电信号为基础，建立完整的麻醉深度监测系统，将涉及以下几个方面的基本概念和基本理论：①麻醉与麻醉深度；②脑电信号和诱发电位信号；③信号处理方法。本章将对麻醉与麻醉深度、脑电信号、脑电信号的非线性动力学分析及其在麻醉深度研究中的应用、诱发电位信号和激光诱发电位信号进行阐述，其中着重探讨脑电信号的复杂度分析指标、诱发电位信号的提取方法和贯穿本书的信号处理方法——小波变换的基本原理。

2.2 麻醉与麻醉深度

2.2.1 麻醉的基本概念

Oliver Wendell Holmes 于 1846 年首先描述了麻醉的基本含

义，即患者在手术中对身体伤害无感知的状态。此后，麻醉的概念不断被修正和改进。Prys-Roberts 强调，破坏性接触的麻醉药物种类与缓解不适的麻醉药物种类均非常适用于当下麻醉处理的临床应用。他认为，麻醉是一种通过抑制体表和体内的感官成分来实现止痛的状态，所以麻醉是一种由麻醉药物诱发的无感知状态。然而，几乎可以说所有的麻醉药物都具有感官抑制作用，从而导致意识消失。在手术过程中实现的肌肉松弛、止痛、自主神经敏感性降低、人的意识状态改变等麻醉效应，与药物是相互独立的。麻醉过程的作用机制较为复杂，其分子生物学原理具有较强的药物特殊性；不同药物产生的意识消失和阻断外来刺激响应的顺序不同。基于这样的事实，1993 年，Kissin 对麻醉的概念进行了进一步改进，指出不同麻醉药物的各种药物作用谱（Pharmacological Spectrum）共同导致了机体的全身麻醉，即使只使用一种麻醉药物，这种麻醉药物产生的不同作用也会叠加，其产生的不同作用之间是互不相关的。

2.2.2　麻醉深度的概念

对于麻醉深度（Depth Of Anethesia，DOA）至今尚无公认的定义，其基本含义是通过在历史上逐步归纳和总结不同麻醉药物的使用效应而形成的。1937 年，Guedel 对乙醚产生的麻醉效应进行了程度划分，可是此类依赖具体麻醉药物的麻醉深度定义显然不具有普遍性。现代麻醉的临床实践导致麻醉深度的定义无法完全一致。Prys-Roberts 认为意识的消失是阶段性的，没有直接的临床表现，因此麻醉深度没有特定的度量标准。合适的麻醉深度是指一种或几种药物的剂量能够满足手术需求但又不会使患者感受到任何痛苦的状态。目前，急需一种客观参数来确定药物剂量，Kissin 基于药物作用谱的观念指出，在复合用药时几乎不可能使用一种测量指标来确定各种药物的效果。

麻醉和麻醉深度的确定是一个具有主观性且争议较多的研究领域。在吸入式注入乙醚的时代，麻醉深度的确定相对容易。19世纪 40 年代肌肉松弛药物的使用和随后 50 多年里麻醉药物的大量开发，使麻醉深度的确定变得困难。150 年来，相比于麻醉学其他领域，人们对麻醉深度的认知还处于非常落后的阶段。总的来说，麻醉效果应描述为手术过程中患者无抵抗性反应的现象，除意识的镇静作用外，还包括痛觉消失、肌肉松弛和自主神经反射的抑制，可通过一种或多种麻醉药物达到这一临床目标。对于麻醉深度，如果仅通过调整一种麻醉药物的剂量来实现临床麻醉目标，那么麻醉深度可以相对简单地确定。但如果通过多种麻醉药物分别处理各种机体反应，那么麻醉深度需要采用分解复合的方式，而不是采用直接指标来确定。

2.2.3　判断麻醉深度的方法

抛开人们在麻醉深度认识上的分歧不谈，人们追求的麻醉临床目标往往是一致的，即患者在手术过程中无抵抗性反应。麻醉处理不当将产生严重的后果：麻醉深度过浅会使患者意识到手术过程并可能导致创伤性精神机能症，如表现为噩梦、焦躁、易怒、死亡恐惧和精神病恐惧。许多麻醉师认为，只要麻醉深度够深，就可以避免这些问题。然而，如果麻醉深度过深，那么依然可能存在严重后果：患者在手术后可能出现精神呆滞，甚至可能造成长期神经损伤；还可能出现中毒、不易乃至无法苏醒等情况，甚至可能威胁患者生命。目前麻醉学术界尚无公认的麻醉深度监测指标，在临床上主要还是通过肉眼来观察患者的身体特征，同时辅助其他类型仪器作为参考，综合地判断麻醉深度以防止医疗事故的发生。

1. 临床体貌特征

临床体貌特征包括心血管体貌特征、呼吸系统体貌特征、消化道体貌特征、眼征、骨骼肌反应、皮肤体貌特征。临床体貌特征作为麻醉深度的判定依据不太理想，主要有以下原因：①临床体貌特征在麻醉和手术两种医疗方式上的作用表现往往是对立的；②临床体貌特征通常难以确定定量标准；③临床体貌特征在不同个体上的差异性较大；④临床体貌特征的效应曲线易发生变形；⑤患者的表现会随着时间而衰减；⑥某些临床体貌特征在受试者感受到刺激后会产生严重的滞后反应；⑦各个临床体貌特征会相互影响；⑧临床体貌特征易受到其他因素的干扰。用临床体貌特征判断麻醉深度虽然存在诸多缺陷，但仍是目前麻醉医疗中采用的主要方式。

2. 神经电生理信号

（1）脑电图。

将脑电图作为客观参照应用在麻醉深度监测中主要有以下原因：①脑电图由大脑皮层下丘脑核调节，代表大脑皮层的电活动；②大脑皮层的电活动与麻醉深度有相关性；③大脑的各种生理活动与脑电活动相关；④神经性药物会影响脑电信号；⑤当患者处于无意识状态时，脑电信号采集对机体无创伤。

1933 年，Berger 通过测量脑电信号对氯仿的反应，开启了麻醉深度的脑电图监测研究。但是，由于脑电技术在当时尚不发达且存在众多外在因素的干扰，因此其应用效果一直存在争议。近年来，随着脑电技术的进步和高端电子技术的介入，脑电图对麻醉深度的监测作用再度引起研究者的关注，至今已经发展出众多具有一定临床应用价值的方法。

（2）诱发电位。

诱发电位（Evoked Potential，EP）反映周围神经系统受到外界刺激产生神经冲动，将该神经冲动传输至中枢神经系统并导致中枢神经系统产生相应电活动的现象。近年来，在意识研究领域，一般采用听觉诱发电位（Auditory Evoked Potential，AEP）作为辅助。AEP 是通过声音刺激，利用脑电采集电极记录到的一系列不同的滞后的脑电信号，反映了声音刺激通过脑干听觉中枢到达大脑皮层的传输过程。Plourde 认为 AEP 能反映手术、麻醉等各种因素共同施加后机体的清醒程度。在他的另一项研究中发现，患者的清醒程度在长滞后 AEP 的 P_3 成分和 N_1 成分中，更能得到特征性反映，并且还能够以此判断患者是否已经恢复意识。此外，多项研究显示，长滞后 AEP 对于区分患者意识状态是否存在效果明显，且特异度和灵敏度较高。然而，麻醉深度与清醒程度尚不能等同，因为麻醉深度涉及更多的复杂因素。

3. 其他判断方法

为了实现适当麻醉深度的临床目标，150 多年来，研究者不停地寻找反映麻醉深度的体貌特征和客观指标，如 Guedel 的分期乙醚体貌特征、Evans 的 PRCT 体貌特征和食道末端抽搐性体貌特征，以及近年提出的脑电指标和诱发电位指标等。除了 Guedel 的分期乙醚体貌特征和 Evans 的 PRCT 体貌特征为复合指标，其他均为独立指标，都存在着系统药物反应差异、个体差异、指标特异性差异等诸多不足，这些不足使得使用单一指标反映麻醉深度的能力受到严重限制，难以满足临床需要。

麻醉深度监测的基本思路如下：首先通过独立的方法模拟不同类型的外界刺激成分，其次使用独立的参量分别描述相应的反应。麻醉深度监测的理想指标能够对各系统的麻醉效果进行良好的表述，能够可靠地反映患者对手术全过程的全部感受。许多研究者认为，理想的单一指标及相应的方法并不存在。根据 Prys-Roberts 对于麻醉深度的相关看法，需要用特异性的麻醉药物去处理各种机体反应，然后对各种指标进行系统性的综合，提炼出综合性指标体系来保证机体各系统在外界刺激下保持稳定状态。目前应用的各种仪器基本上都属于体貌特征的常态检测仪器，难以综合性描述外界刺激在机体各系统中产生的多种响应。中潜伏期听觉诱发反应（Middle Latency Auditory Evoked Response，MLAER）和脑电双频指数（Bispectral Index，BIS）用于监测正常状态下的镇静深度尚可，对个别患者反映其麻醉深度走势可能有帮助，但其仍难以成为麻醉深度监测的合理参量。因此，不断开发更多、更实用的麻醉深度监测参量，形成麻醉深度的多指标监测系统正是麻醉学领域研究的当务之急。

2.3　脑电信号

2.3.1　脑电信号的形成

人脑中大约有数以亿计的神经元分布在大脑皮层上，这些密集的神经元决定了脑电信号活动的主要解剖基础就是大脑皮层。大脑皮层总共分为 6 层，由外到内的主要皮层有小锥体细胞层、锥体细胞层和大锥体细胞层，分别分布在大脑皮层的第二层、第三层和第五层。其中大锥体细胞分布最密集的层是大锥体细胞层，这些大锥体细胞的树突与其他细胞相比较长，并延伸至大脑皮层表面，形成了脑电信号的主要神经元。脑电信号即使在大脑皮层表面被破坏后仍然能够存在，主要是因为深层的大锥体细胞决定了脑电信号的主要活动。

　　树突的作用是接收神经冲动，这些短小的树突分布在神经元的各个方向上。神经元在树突接收神经冲动后，会将这些神经冲动传递给另一方。在神经元连接的地方有一种叫作"突触"的接触点，通过释放乙酰胆碱（Ach）或 γ-氨基丁酸（GABA）等神经递质来改变突触膜的通透性。突触膜通透性的改变方式主要有两种：兴奋和抑制，也称为超极化和去极化，这两种改变方式分别激发了抑制性和兴奋性的突触后电位。随着外部刺激的提高，神经元细胞经过刺激产生的相应电位也将提高。多个持续的刺激相加能够引起神经元树突的去极化，换句话说，如果最初的刺激强度不大，那么多个刺激相加就会产生峰电位。突触后电位的持续时间较长，这个时间一般大于 20ms，而抑制性突触后电位的持续时间则是 70～150ms。人们普遍认为大脑皮层表面电位的变化主要是由突触后电位变化引起的，因此研究热点开始从神经元的放电现象转向突触后电位。然而，大脑皮层神经电位的重新分布不仅仅依赖少量神经元细胞的突触电位，相反，它需要大量的神经元同时发生突触后电位的变化，这样才能引起大脑皮层表面电位的同步变化。其中，能够保证大量神经元同时发生突触后电位变化的主要细胞是锥体细胞。锥体细胞的细胞顶树突垂直于大脑皮层表面，且彼此相互平行，在大脑皮层神经元的组成上，这种排列方式是比较整齐的。因此，当电位活动时，这些锥体细胞就能够产生强大的电场。

　　脑电信号是综合大量大脑皮层锥体细胞产生的突触后电位而

形成的。头皮电压的强度与这些锥体细胞的同步性呈正相关关系。脑电信号可分为正波与负波两种，正波出现的原因为大脑皮层的浅层结构出现抑制性突触后电位，而大脑皮层的深层结构出现兴奋性突触后电位，负波出现的原因则相反。目前的研究认为脑电信号产生的节律性是由丘脑来驱动的。大脑皮层诱发电位信号由突触后活动产生，而大脑皮层下结构的 α 节律一般是起搏的主要节律，也就是由丘脑活动产生的节律。通过连续的兴奋性诱发和抑制性诱发，丘脑的起搏点能够维持节律性的活动，但是传入丘脑的纤维会改变起搏点的活动。此外，网状结构能够对丘脑形成有节律的反馈效果。

2.3.2 麻醉深度与脑电信号的关系

确定麻醉深度的手段之一是进行脑电图监测，大脑皮层锥体细胞顶树突产生的树突电位和突触后电位共同形成了脑电信号。脑电信号能够清晰地反映中枢神经系统活动。在机体处于全身麻醉状态时，机体脑电信号的频率与麻醉深度具有明显的相关性。也就是说，在麻醉深度偏浅时，机体脑电信号的频率变快，波幅减小；而在麻醉深度加深时，机体脑电信号的频率减慢，波幅增大。当进入相对较深的麻醉阶段后，可能会产生爆发性抑制，而如果麻醉深度过深，这时可能会产生等电位脑波。从 1937 年 Gibbs 等首次提出利用脑电图来监测麻醉深度开始，麻醉深度的脑电信号分析方法经历了以下几个阶段：首先是肉眼观察波形特征、时域特征分析阶段；其次是频域特征分布阶段；最后是最新的人工神经网络法、分维数法等发展阶段。不难看出，作为无创、可连续反映大脑皮层生理功能的重要工具，脑电图监测不断地被应用于麻醉领域中。

目前大多数研究者认为，全身麻醉的基本原理不仅是对神经系统的抑制，也可能导致神经系统的多方面功能重组。麻醉药物对神经系统的影响具有显著的多样性，许多麻醉药物能够激活而不是抑制自发的神经活动，有些麻醉药物具有抑制效果，有些则并无明显效果。脑电信号是中枢神经系统各种生理电位的集中反映，能够受到麻醉药物的高强度激活。脑电信号的各主要参量均随着麻醉药物浓度的变化而发生显著改变，而这种改变具有非常明显的药物差异性。

2.3.3　脑电信号的基本成分

依据脑电信号频率的不同，人们对脑电信号的波形进行了人工分类。具体而言，δ 波是每秒出现 0.5～3 次的波，θ 波是每秒出现 4～7 次的波，α 波是每秒出现 8～13 次的波，β 波是每秒出现 14～30 次的波。根据普遍性的能量最低原理，在一般状态下，高频率的波振幅较小；低频率的波振幅较大。然而，当条件不同时，脑电信号频率的大小可能会有显著差别。以在成年人头皮上引导的情况为例，δ 波的振幅范围为 20～200μV、α 波的振幅范围为 20～100μV，β 波的振幅范围最小，为 5～20μV（见图 2-1）。

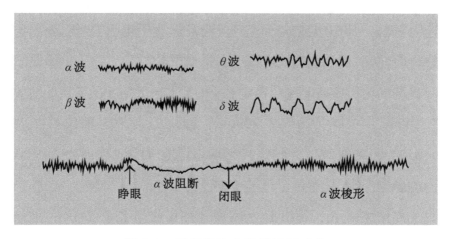

图 2-1　正常的脑电信号波形成分

　　在大脑皮层的不同区域，各种波都可能出现。β 波在顶叶与额叶区域活动比较明显，而 α 波则在枕叶区域活动比较明显。在一些情况下，α 波与 β 波会同时产生于相同位置，β 波位于 α 波上。α 波一般出现在人平静安宁、闭目的状态下，在枕叶区域活动较强，同时会发生时强时弱的波动；这种有规律的反复变化能够形成 α 波梭形，每一个梭形大约需要持续 1～2s。α 波阻断是这样一种现象：人们在突然睁眼或刺激突然发生时，α 波会突然被快波所取代；人们再次平静闭目后，α 波会再次出现。θ 波通常出现在人感到困倦的时候，正常的成年人在完全清醒时基本不会出现 θ 波。δ 波一般出现在人睡眠时，而在突然惊醒时会被快波所取代。由此可见，脑电信号在大脑高度兴奋时更多地呈现为快波，而在睡眠状态下主要呈现为慢波，当大脑皮层处于安静状态时，主要呈现为 α 波。研究发现，在成年人极度疲劳时及处于麻醉状态下时，其大脑皮层可能会出现 δ 波。相比之下，婴幼儿的脑活动通常较为平稳，其中慢波成分较多，通常情况下也存在 θ 波或 δ 波成分，而在其成长过程中会逐步被 α 波取代。

棘波的时程在 80ms 以下，振幅为 50～150μV；尖波的时程在 80～200ms，振幅为 100～200μV；棘慢综合波为棘波接续时程 200～500ms 的慢波，大约每秒出现 3 次。对于患有癫痫的患者，他们的脑电信号可能会出现这些成分。如果患者脑内出现肿瘤、结石等占位性病变，那么脑电信号会在正常情况下显示 θ 波或 δ 波成分。因此，通过观察脑电信号成分，可以帮助研究者判断很多脑部疾病。

脑电信号中存在具有恒定周期和形状的、有规律地反复出现的连续波，这种情况被称作节律。除阵发性或局限性的显著变动部分外，其余活动均形成了背景活动。在正常人的背景活动中，存在着 α 节律和 β 节律等主要节律活动。这些节律活动的频率随着人们年龄的增长而普遍发生变化，成年前频率逐渐增加，而随着人们趋近老年，频率逐渐下降。短时间内的变化主要表现为清醒时频率较快，而睡眠时频率较慢，睡眠越深则频率越慢。

波群由至少两个波构成。波形一致且能清楚区分背景活动的波被称为复合波。波率、波幅、波形突然改变或消失的现象被称为阵发性；波形普遍性出现而不是偏向某一侧的现象则被称为弥漫性。脑电信号的形式非常广泛，在时间与空间上都有许多不同的种类，它们之间差异较大。

2.3.4 基于脑电信号分析的麻醉深度监测方法

1. 时域分析

（1）常规脑电图。

伤害性刺激可以引起脑电信号 3 种类型的改变：快节律、中等节律、慢波爆发，对应的频率分别为 20～60Hz、6～10Hz、1～3Hz。研究表明，随着麻醉深度的加深，常规脑电信号的形态结构会发生周期性的变化，这与观察到的患者生理状态改变相对应。尽管研究人员一直在尝试从常规脑电信号中尽可能简单地判断麻醉深度，但由于判断原则多为半定性的，且处理过程通常较为耗时，所以目前尚无适合实际使用的标准方法。

（2）脑电类型识别。

脑电类型识别法通过测量麻醉状态及清醒状态下不同阶段脑电信号的形态，总结脑电信号特征，并将其划分为不同的类型，通过类型识别技术，与手术中获得的脑电信号进行比对，从而进行麻醉深度的判断。由于该方法的类型识别技术难度较高，所以需要高度复杂的信号系统，操作难度较大，且只对部分特定药物的麻醉深度判断较为准确，如氟烷和氧化亚氮。

（3）过零频率法。

过零频率法是一种通过计算每秒脑电信号电位为 0 的次数来估计脑电信号平均频率的方法，该方法最初由 Klein 提出，并由 Dumitrescu 改进为周期分析法。在周期分析法中，脑电信号被绘制成一组线状图样，其中线的高度表示波幅，线的位置包含频率和时间信息。尽管如此，目前这种方法还没有被产品化，即尚未形成实际可用的产品或应用。脑电信号的周期分析法如图 2-2 所示。

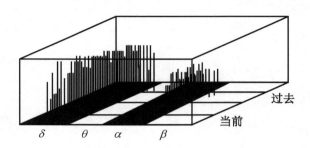

δ　θ　α　β　当前　过去

图 2-2　脑电信号的周期分析法

（4）突发抑制率。

脑电信号周期性地由正常高电位转变为低电位，甚至是零电位，这种特殊活动模式在深度麻醉时被称为突发抑制模式。在脑外伤和脑缺血等情况下，这种突发抑制模式代表患者的预后较差。当大脑进入突发抑制模式时，为应对脑代谢水平的下降，量化值得以表现出来。通过分析脑电信号电位来确定抑制周期时，由于脑电信号不稳定，所以突发抑制率应该做平滑处理，段数最少为 15。

2. 频域分析

（1）功率谱。

研究表明，脑电信号功率谱不足以满足研究者对麻醉深度定量监测的要求。为了说明这个问题，Dutton 等使用了芬太尼—氧化亚氮—异氟烷这种麻醉药物的组合，对 300 例不同手术患者麻醉过程中的脑电信号功率谱进行了分析，并对比了血压、心率等生理指标在机体反应中的效应。

（2）中心频率与边缘频率。

在功率谱中存在两个频率段，分别是中心频率（Medium Frequency，MF）和边缘频率（Spectral Edge Frequency，SEF），它们的功率分别占总功率的 50%和 95%。随着麻醉深度加深，这两个频率段相应地减少，这与麻醉深度密切相关。1987 年，Rampil 发现边缘频率与对人体进行插管操作导致的血液流动状态有关，能够反映操作之前的麻醉深度。1991 年，Drummond 等提出了中心频率、边缘频率、全功率、频带功率比和显性转移 5 种脑电图参数，发现这些脑电图参数只有在机体接近清醒时具有较高的灵敏度和特异度，没有一个脑电图参数具有全程可靠性。1996 年，Schwender 在异丙酚麻醉的临床研究中发现，边缘频率会随着麻醉深度的加深而降低，并在手术操作介入时升高，但个体差异明显，实验结果的灵敏度和特异度均较低。

近几年的研究发现，中心频率和边缘频率还无法单独作为麻醉深度监测指标。某些特定的麻醉药物和手术类型可能导致深度麻醉时中心频率和边缘频率变化不明显。

3. 脑电双频指数

（1）脑电双频指数的基本原理。

脑电双频指数（Bispectral Index，BIS）的基本原理是通过对常规脑电信号进行非线性相位锁定处理，并结合函数谱与功率谱分析，以获取脑电信号的线性特征和脑电组分之间的非线性耦合

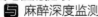
关系。BIS 通过分析脑电信号频率中高阶谐波之间的关系来测定脑电信号频率间的相位耦合。如果脑电信号频率间存在明显的相位耦合或相位锁定，那么通常说明测试对象是清醒的。

BIS 分析能够排除其他无关脑电信号的干扰，使脑电信号中包括更多的原始脑电信号，因此能够更清晰地表达傅里叶分布的信息。BIS 的数值范围为 0～100，该数值越大则代表测试对象越清醒，反之则越昏迷，这些数值是通过回归方程计算得出的。

（2）脑电双频指数的临床应用。

在目前麻醉深度商业化后，BIS 监测仪器的灵敏度和特异度都较为出色，是被美国食品药品监督管理局（FDA）认可的监测麻醉药物对大脑作用的仪器。BIS 是经过大量分析后得到的参数，是由 Aspect 公司基于约 1500 例受试者经大范围麻醉近 5000 小时得到的脑电信号及相关临床资料分析出的结果。这些结果经过先进的多变量统计学分析技术处理，综合了时间与频谱的各种信息。随着电子设备的不断完善，BIS 系统已经能够克服各种医疗系统内的电干扰。随着研究的深入，已经有许多研究表明，常规使用 BIS 监测仪器能够提高麻醉质量，减少费用，并且能够减少麻醉药物的使用量、缩短拔管时间等。

BIS 在几种临床目标与麻醉药物研究中，表现出良好的灵敏度和特异度，特别是在评估麻醉药物的催眠状态，尤其是丙泊酚引起的催眠状态时，其效果显著。BIS 数值与意识消失程度之间存在一定的相关性，尤其在评估患者对指令和对触觉的反应时相关性良好。然而，BIS 在监测麻醉止痛成分（阿片类止痛药）方面敏感性较差。研究表明，BIS 受所使用的麻醉药物的影响，当使用大剂量的阿片类止痛药时，其相关性不明显。尽管如此，BIS 仍然可以较准确地监测切皮刺激在异氟烷—氧化亚氮—丙泊酚和阿芬太尼—丙泊酚药物下造成的机体体动反应。

中小剂量的阿片类止痛药和一种催眠药协同作用时，BIS 效用最大，因为 BIS 数值的大小能够最大限度地反映催眠药对中枢神经系统的药效。当大剂量阿片类止痛药与催眠药合用的时候，二者会表现出明显的协同作用，于是，这时候只需要极少量的催眠药，就能够达到足够的麻醉效果。有时 BIS 的灵敏度很低，是因为催眠药量的减少导致中枢神经系统对催眠药的脑电信号反应变得很小。这也表明了 BIS 数值的大小与催眠药的浓度并不随着阿片类止痛药的加入而发生相应变化，也就是说，阿片类止痛药和催眠药的系统作用在临床上的表现与在脑电信号上的表现并不对等。因此，若机体无体动反应而 BIS 数值较高，则需要追加催眠类药物；相反，若机体有体动反应而 BIS 数值较低，则需要追加止痛类药物。这也就是我们通常提到的在临床应用 BIS 监测仪器时要区别对待麻醉药物的催眠成分与止痛成分。

许多研究者进行了大量的研究与评估，以确定患者对麻醉中的刺激与指令的反应，以及这些刺激和反应形成的 BIS 阈值。BIS 与药物浓度及临床测得的患者镇静程度的相关性，已经在 Glass 等对丙泊酚、咪达唑仑和异氟烷镇静的研究结果中得到验证，Katoh

等在对七氟烷的研究中也得出了类似的结论。1998 年，Kearse 等通过大量实验认为，当 BIS 数值低于 57 时，所有受试者均丧失了对指令做出反应的能力，但部分受试者已经明显出现麻醉药物过量的迹象。Sebel 在临床上发现，BIS 数值与切口操作密切相关，但是其药物差异性非常明显。Suzuki 和 Sakai 各自独立观察到，部分麻醉药物无法导致 BIS 数值发生变化。Sleigh 等则通过条件控制比较严格的实验证实 BIS 数值虽然随着麻醉深度的改变而改变，但其特异度与灵敏度并不比其他麻醉深度监测指标具有明显的优势，因此难以有效区分受试者的麻醉状态。

BIS 也具有一定的应用局限性，其阈值会受到多种麻醉药物联合应用的影响，而且 BIS 对麻醉药物的止痛成分灵敏度较差。不同组合的麻醉药物联合应用，虽然可以获得相同的 BIS 数值，但是它们可能代表着不同的麻醉深度。有研究者指出，不同的 BIS 数值并不一定代表不同患者在使用 BIS 测定麻醉深度时具有不同的麻醉适当性。但总体来说，BIS 可以用于个别患者的麻醉深度监测，以及对麻醉状态的总体趋势判断，但并不适合单独使用，而且统一预设的经验性阈值对于个体差异性的判断同样也是不可靠的。到目前为止，电极位置、药物质量、并发疾病、不同麻醉药物组合都可能改变 BIS 数值。所以，目前需要进行大量的实验来确定是否可以将 BIS 作为麻醉中不良反应的监测指标。

2.4 脑电信号的非线性动力学分析及其在麻醉深度研究中的应用

21 世纪 20 年代，Berger 首次在人的头皮上检测到电信号的变化，从而引起研究者对脑电信号研究的关注。人们开始意识到，脑电信号的活动变化可能与人的各种生理状况相关。在 50 余年的研究中，针对部分特定的疾病和药物，得益于大量研究者的不懈努力，脑电信号分析在麻醉深度监测上发挥了积极作用。但是，传统的时频电信号分析方法都基于脑电信号的平稳性假设和线性表征，导致直到现在，仍然难以确定能够在麻醉深度监测领域切实使用的脑电信号测度指标。这种现状表明研究的进展离人们的期望还相距甚远。脑电信号是大脑皮层神经细胞生物电活动在时间和空间上的非线性耦合，这使得大脑成为一个结构和功能复杂的系统。因此，研究人的大脑在不同条件下接受各种刺激时，脑电信号如何发生同步变化具有相当重要的意义。

脑电信号能够在机体处于麻醉、清醒和刺激状态下，从物理原理上反映脑内物质活动趋于有序或无序的趋势，因此需要特定的系统分析方法来描述这种趋势。大量研究表明，脑电信号的非线性动力学分析方法较为有效。

复杂度问题是现代科学中的一个核心问题。我们所讨论的复杂度是非线性动力学领域的一个重要概念，常用来评估一些极不稳定的振荡等问题。近年来，随着科学的发展，非线性动力学问题越来越明显，而解决这种问题的强有力工具正是计算机，因此人们越来越重视生理系统复杂度的研究工作。非线性动力学有两个核心概念：分形和混沌。我们通过几个方面来认定生理过程的复杂度，其中关键是通过非线性维数、信息维数和分形维数来认定。生理系统产生输出所需的动力学变量数量与这些维数相关，尤其是在一个复杂的生理系统中这种相关性极高。这种相关性主要体现在维数越高，动力学变量数量越多，则生理系统的非线性动力学行为越复杂。我们使用测定非线性动力学系统复杂度的方法来定量描述生理系统的复杂度，生理系统的非线性动力学行为的复杂度与测定非线性动力学系统的复杂度成正比。

20 世纪 80 年代中期，人们开始应用非线性动力学分析方法来测量脑电信号的动力学特性。当前，大多数研究者主要采用非线性动力学的数值方法来测量脑电信号的分形维数、近似熵，研究人在正常状态下与在不同病理状态下的脑电信号。

2.4.1 脑电信号的混沌解析

1963 年，Lorenz 提出了著名的蝴蝶效应模型，引起了研究者对混沌领域的广泛关注。混沌过程是一种由确定性原则实际控制，由系统复杂度造成系统对初始条件高度敏感，从而产生类似随机现象的体系演变过程。混沌过程可以用一系列复杂度指标来表示，其广泛应用于生物医学领域，如脑电分析、心电分析领域。脑电信号是由大量神经细胞非线性耦合而成的，也是一种使用非线性单元高度连接的信号结合体，得益于非线性动力学的发展，目前产生了一些新的脑电信号分析方法。Mandelbrot 用分形的概念描述了在不同尺度上具有自相似性的结构。Klonowski 研究表明，要监测磁场对大脑的影响，可以通过分析脑电信号的分形维数来实现，同时，这样的方法也能够估计季节情感障碍（Seasonal Affective Disorder，SAD）患者接受光疗法的效果。Pereda 等在使用关联维数和分形维数来对比分析机体在不同睡眠期的脑电信号时发现，$D2$ 是脑电信号的分形特征，但是它不能代表低维混沌现象；而分形维数 β 更适合用来描述脑电信号的复杂度。

近年来，越来越多的研究者开始质疑脑电信号来自混沌系统的假说。由于使用一些有色噪声能够计算出相关维数，所以混沌系统并非分形维数的唯一来源。一些研究者曾指出：类似混沌吸引子的相图也可以通过经过滤波的噪声得出，换句话说，类似脑电信号的动态特征也可以通过经过滤波的噪声模拟出来。然而，由于测量脑电信号时也都要经过滤波，所以从相图上来看，这就很难说清楚脑电信号的动态特征究竟是来自噪声模拟还是来自混沌系统。以上研究表明，脑电信号究竟是否来自非线性混沌系统，这还需要更多的研究来验证。而且，即使脑电信号来自非线性混沌系统，它也不一定来自低维混沌系统。Theiler 与 Pritchard 等则提出脑电信号并非来自低维混沌系统，他们指出脑电信号是非线性的，如果将脑电信号作为高维混沌系统信号去处理，那么就需要刻画 m 维吸引子，而所需数据将多达 30^m 个。对于脑电信

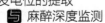
号这种特定信号而言，如果存在强烈的非平稳性，那么测量的时间就会较长，系统状态就会发生较大的改变。总之，目前使用混沌理论的低维非线性动力学数值方法来进行脑电信号描述，不仅不够全面，而且具有很大的局限性。

2.4.2　脑电信号中熵的解析

分形维数是一种生理系统复杂度的度量参数，而在非线性动力学理论中，脑电图（Electroencephalogram，EEG）熵是另一种生理系统复杂度的度量参数。生理系统产生的信息的无序程度称为 EEG 熵。EEG 熵越小，则生理系统的复杂度越低，若 EEG 熵为无穷大，则说明该生理系统是完全随机的，这种有序程度或无序程度的度量模型被 Vakkuri 等用来评估麻醉药物剂量及机体麻醉恢复时间，这种模型称为 Datex-Ohmeda 熵模型。对北欧 6 家医院中 366 位患者进行研究发现，麻醉滴定后期超出的药物剂量确实能够通过 Datex-Ohmeda 熵模型检测出来。在麻醉过程最后 15 秒的时间里，通过减少异丙酚，能够提高 EEG 熵，同时缩短麻醉恢复时间。EEG 熵是从香农熵发展而来的，包括功率谱熵、近似熵，这些熵都描述了生理系统的有序程度或无序程度。

1. 香农熵

脑电信号的香农熵分析法是指利用已经观察到的脑电信号的波幅分布情况，对脑电信号的未来波幅进行预测。由于香农熵对不同个体脑电信号的强度有着不同的反应，所以其不能得到脑电信号总能量的标准化值，不适合用于临床应用。

2. 功率谱熵

功率谱熵（Spectral Entropy，SE）基于香农熵的概念，香农熵经快速傅里叶变换后，得到标准化脑电信号的功率谱，从而得到功率谱熵。功率谱熵分析最早应用于脑电信号的 α 活动分析，在不可逆的 α 波昏迷中，可记录到一致的功率谱熵和一致的 α 波。受试者在清醒且过度唤起的状态下检测到的 δ 波是规则的，功率谱熵很低。Vakkuri 等就曾使用基于时频理论的功率谱熵，对戊硫代巴比妥和异丙酚麻醉中的药物作用进行测量。

Davidson 等通过对儿童进行麻醉研究，发现机体处于麻醉状态时的 EEG 熵比机体处于清醒状态时的 EEG 熵要小。然而，最近 Sleigh 等却在研究中发现，异丙酚麻醉中功率谱熵指数是随着麻醉药物剂量的增加而减小的，但是，在一氧化氮麻醉中，功率谱熵指数却没有随着麻醉药物剂量的增加而减小，即使采用功率谱熵，也无法检测出一氧化氮麻醉中出现的机体意识消失。因此，这一发现使得研究者开始重新思考功率谱熵的意义。

部分研究者指出，功率谱熵指标是建立在慢波、快波和突发抑制等基础之上的，它并不是对脑电信号的新的突破性解释，甚至可以说，这个功率谱熵指标降低了系统建模速度与反应速度。功率谱熵通常用来进行麻醉深度监测，但在某些药物麻醉过程中若出现监测失效的情况，通常有以下两个原因：①错误地认为不同的麻醉药物引起的脑电图（EEG）抑制在生理上是一致的；②

对生理系统的考虑过于简单，没有考虑到脑电信号与麻醉生理过程的非平稳性与非线性。

研究者认为，信号的规则性与可预测性可以用功率谱熵来测量，然而事实是功率谱熵只能测量信号的正弦程度。例如，一个正弦波与一个方波遵循一样的规则，同样都是可预测的，然而正弦波的功率谱熵却比方波的功率谱熵要小得多。于是，有的研究者认为，在麻醉深度监测中，功率谱熵指标只能说是具有有限的科学价值。尽管功率谱熵最终并没有给麻醉深度研究带来深远的影响，但是它使麻醉师在进行常规麻醉药物的作用评估时更多地关注大脑功能而不仅仅关注脊椎反射。

功率谱熵分析最早应用于不可逆的 α 波昏迷中，当时可以记录一致的功率谱熵与一致的 α 波。当受试者处于清醒状态且被过度唤起时，在其脑电信号中能够检测到很低的功率谱熵，同时还有规则的 δ 波。

3. 近似熵

近似熵（Approximate Entropy，ApEn）最早由 Pincus 于 1991 年提出，用来描述系统的复杂性。近似熵较大则表示系统的随机性和不可预测性较高，而近似熵较小则说明其在时域上是可预测的，系统也是规则的。那些随机的、非线性的、有强噪声背景的系统，都属于能够用近似熵来分析的高度变化的系统。近似熵分析有很多优点：①不需要大量数据处理就能得出比较稳定的估计值；②需要 100～5000 个数据点，通常使用约 1000 个数据点；③

近似熵分析的抗干扰能力与抗噪声能力都很强，对于那些偶尔产生的瞬态强干扰，近似熵也能保持较好的稳定性；④可以使用确定信号与随机信号，因此由随机成分与确定成分组成的混合信号也可以使用近似熵来分析，当二者混合比例不同时，它们的近似熵值也是不同的。近似熵这个参数十分适合用来分析生物信号，那是因为生物信号往往也是混合信号。另外，因为近似熵中包含了时间模式的相关信息，所以它可以反映时间序列中新模式的发生率随维数的变化情况。这样，近似熵也能够反映数据在结构上的复杂性，从而解决一般的统计参数（如均值、方差、标准差等）无法分析数据中蕴含的时间顺序信息的问题。近年来，近似熵已在医学信号分析，特别是在非线性程度与随机程度较高的脑电信号分析中得到广泛应用。举例来看，Diambra 等研究发现，近似熵能够监测到癫痫样活动；而 Burioka 等则用近似熵分析处于不同睡眠期的脑电信号，结果发现在 6 个不同的意识状态中，近似熵的统计学差异是明显的。在睡眠Ⅳ期，脑电信号的近似熵明显偏低；而清醒状态和 REM 睡眠期的脑电信号近似熵则相对较大。Sleigh 和 Donovan 用边缘频率（SEF）、脑电双频指数（BIS）、近似熵对 37 例全身麻醉患者的脑电信号进行研究，结果发现从注射麻醉药物开始一直到气管插管，近似熵与 BIS、SEF 参数的变化趋势均一致。

2.4.3　Kc 复杂度

　　Kolmogorov 于 1965 年提出了复杂度的概念，复杂度是指一个事物的复杂性可以用描写这个事物所需的计算机语言的长度来衡量，通常计算机语言的长度越长，那么这个事物就会越复杂。Kc 复杂度通常指 Lempel-Ziv 复杂度，是针对有限长序列提出的一种判别序列随机程度的方法，由 Lampel 和 Ziv 于 1976 年提出，首次在数学上将 Kolmogorov 对于复杂度的定义变为现实，他们在信息理论的研究中定义了随机序列的复杂度，以此来反映一个时间序列随着其长度的增加而产生新模式的速率，并以此来测量该序列与随机序列的相似程度。Kasper 等则在 20 世纪 80 年代末基于 Kc 复杂度研究随机序列的复杂度，得出了可以用来测量随机序列复杂度的具体算法。这些关于复杂度的算法一直与序列的随机程度紧密相关，也可以说是熵的概念的一种延伸。由于随机程度和复杂度是两个不同却又容易混淆的概念，所以 D'Alessandro 等使用了两种不同的测量参数：C-1 和 C-2。它们分别是事物的随机程度 C-1，以及与分形维数、李氏指数（Lipschitz Exponent）相关联的 C-2。随后，徐京华参照 D'Alessandro 等提出的基于有限状态的自动机这一方法，定义了另外两个与复杂度相关的参数：$C1$ 和 $C2$。类似地，$C1$ 是序列随机特性的体现，反映了序列的拓扑熵；$C2$ 则侧重于反映序列的复杂度。$C1$ 和 $C2$ 在测量周期性的行为时有相同的效果，但是在测量完全随机的行为时，$C2$ 将得出一个较为简单的结果。这个结果基于白噪声（White Noise）对人们没有语言意义的常识而得到，因此可以认为在描述动态系统的复杂度时，$C2$ 比 $C1$ 更加深刻。

徐京华等于 1992 年使用 Kc 复杂度去测量不同功能状态下的脑电信号。该研究发现，当受试者的大脑处于不同的功能状态时，其关联维数与复杂度会发生同步变化。进一步地，杨斯环等使受试者的大脑分别处于安静睁眼、清醒闭眼、浅度睡眠和深度睡眠等生理状态，使用受试者的脑电信号作为时间序列的数据，分别计算了 Kc 复杂度、$C1$ 和 $C2$，计算结果显示 Kc 复杂度与 $C1$ 的变化一致。比如，按照安静睁眼、清醒闭眼、浅度睡眠、深度睡眠的顺序变化，在这个过程中，Kc 复杂度与 $C1$ 均呈现下降趋势，但是 $C2$ 却明显上升。杨斯环等将浅度睡眠状态的数据与清醒闭眼状态的数据相比较发现：除双枕导联外，其他导联都有升高趋势。然而在深度睡眠时期，$C2$ 值升高，将这个结果与浅度睡眠状态和清醒闭眼状态相比，就不难发现各个导联处的统计量均表现出显著差异。1994 年，徐京华等做了一系列关于大脑在不同部位产生的脑电信号在不同的时间延迟下，其信息传输量的复杂度研究，研究结果显示，人们的大脑活动状态是可以定量描述的，而且研究表明，精神分裂患者与正常人相比，他们在睁眼和闭眼时的脑电信号复杂度变化是完全相反的，这一结论成为精神病诊断的有力依据。Radhakrishnan 等不仅分析了癫痫患者在发病时产生的脑电信号的时间序列数据，而且使用了 Kc、ApEn 这两种复杂度来进行测量，该研究对癫痫发作的起始诊断有较大的作用。Roy 和 Zhang 等在 1999 年基于 Kc 复杂度，对受试者在麻醉中的动作反应进行了分析和预测，他们首先使用小波分析对脑电信号进行分解，得到 6 个连续尺度成分，其次对这些不同成分的脑电信号和原始脑电信号的 Kc 复杂度进行计算，最后结果被输入到一个 4 层的神经网络预测模型中，并以此来进行训练。该研究的研究对象是 20 条狗，通过对它们的脑电信号进行分析，得到的实验结果为：特异度为 97%、灵敏度为 88%、准确度为 92%。2001年，Roy 和 Zhang 还发现 Kc 复杂度能够很好地区分大脑的清醒状态和麻醉状态。

如今，已经有很多研究者开始使用 Kc 复杂度来进行脑电信号复杂度分析，并取得了良好的效果。例如，Zhang 和 Roy 曾基于 Kc 复杂度研究麻醉期的脑电信号。然而，需要指出的是，在分析离散的数字信号时，Kc 复杂度依然存在以下两个潜在缺陷。

（1）当数据长度较短时，Kc 复杂度与数据长度有很强的相关性，该相关性会在数据长度到达一定临界值时消失。因此在用Kc 复杂度分析脑电信号时需要数据达到一定长度，这对脑电信号的非平稳性提出了挑战，同时阻碍了一些有价值的 Kc 复杂度应用。

（2）Kc 复杂度算法的输入是 0-1 序列编码，但是原始的脑电离散信号在向 0-1 序列转换时需要做粗粒化处理，这是对脑电信息的一种压缩。这种压缩可能导致"过分粗粒化现象"，压缩使原始序列包含的许多信息有所损失，甚至导致其动力学特性发生改变。

　　脑电信号作为大脑皮层神经细胞突触电位的综合反映，通常是非线性、非平稳的，而且非常容易受到干扰。因此，传统的线性处理方法存在较大缺陷，而使用非线性动力学分析方法则更加合理，并将在以后的研究中占据主导地位。非线性动力学分析方法又与混沌理论分析、熵分析和复杂度分析密切相关，因此该方法也在脑电信号的动力学特性研究中得到充分应用。基于当前研究现状，本书使用近似熵和 Kc 复杂度对 31 例麻醉手术患者的脑电信号进行动力学特性测量与分析，试图找出最敏感、最有效的麻醉深度监测指标。

2.5　诱发电位信号和激光诱发电位信号

　　中枢神经系统在感知外界刺激或内在刺激的过程中产生的生物电活动称为诱发电位（Evoked Potential，EP）。目前，诱发电位信号的检测与分析技术已经成为临床医学诊断神经系统病变和损伤的一种重要手段。20 世纪 70 年代开始，国际上开始对诱发电位信号进行研究及临床应用。近年来，信号处理研究人员越来越重视诱发电位信号的分析与处理，他们希望从诱发电位信号中获取更多的信息，从而建立起诱发电位信号变化和神经系统损伤的直接联系。

诱发电位信号是一种生物电信号，由中枢神经系统产生，声、光与电脉冲等外部刺激会导致神经系统产生具有特定规律的响应。在临床实验中，能够检测到的常见的几种诱发电位信号有视觉诱发电位（Visual Evoked Potential，VEP）信号、听觉诱发电位（Auditory Evoked Potential，AEP）信号和体感诱发电位（Somatosensory Evoked Potential，SEP）信号等。

诱发电位信号通常情况下相对稳定，属于准周期信号。但是，当神经系统出现某种改变时，诱发电位信号将随之发生变化。在对神经系统进行外部刺激后，从刺激时刻开始到诱发电位信号中某个选定的 EP 峰值出现，这之间的时间间隔被称为诱发电位信号的潜伏期（Latency）。诱发电位信号可以用来表征神经系统的状态和变化，这是因为诱发电位信号记录了神经系统传导通路上各个部位的详细信息，潜伏期及诱发电位信号变化是神经系统传导和延迟的体现。EP 波形的特征受各个子波的影响，因此可以通过分析这些子波的波幅与潜伏期来进行病情诊断。

诱发电位信号不仅可以用于神经系统损伤诊断和患者疼痛程度监测，它还可以为医生确定眩晕症患者的视力障碍、脊髓病变等提供帮助，为法医鉴定提供客观的指标。因此在临床上，提取出的诱发电位信号的应用十分广泛。为了使诱发电位信号的提取更加精确和有效，研究者开始研究新的诱发电位信号提取方法，这些新的方法能够为医生进行临床诊断提供客观依据，也能够在生理学、病理学，甚至是认知科学领域发挥出更大的应用价值。

从 20 世纪 70 年代开始，全球范围内开始对诱发电位信号进行研究和临床应用。近年来，信号处理研究人员越来越重视对诱发电位信号的分析与处理，他们希望能够从诱发电位信号中获得更多的有效信息，以此建立诱发电位信号变化和神经系统损伤之间的直接联系。他们通常会同时记录自发脑电信号与诱发电位信号，在诱发电位信号的处理过程中，由于研究重点是诱发电位信号，所以此时自发脑电信号会被当成噪声。然而，由于诱发电位信号是混杂在很强的背景噪声（主要是自发脑电信号）当中的，所以其信噪比通常为 0~10 dB。因此，如何在噪声中提取出诱发电位信号是神经科学领域的一个重要课题。

目前，在临床上广泛使用的提取诱发电位信号的方法是传统的累加平均法，该方法能够在强背景噪声的情况下有效提取微弱的周期信号。研究者在使用累加平均法提取诱发电位信号时往往基于以下 3 点假设。

假设一：诱发电位信号是一种周期信号，也就是说，机体在每次受到刺激后得到的诱发电位信号波形是一致的或者是近似一致的；

假设二：脑电信号和其他的背景噪声与刺激没有关联，并且为零均值的随机过程；

假设三：信号与背景噪声是相互独立的，并且具有加性关系。

诱发电位信号检测与分析是本书研究的关键内容，它将为疼痛监测和麻醉深度监测的实现提供重要的理论依据。另外，诱发电位信号的检测与分析目前还广泛应用于神经系统损伤的诊断领域和其他医疗领域，所以其相关理论研究也具有重要的应用价值。

为引出与疼痛相关的诱发电位信号，特异性疼痛刺激的选择十分重要。皮肤痛点刺激、皮肤针刺刺激、电刺激等方法都是对触觉、压感觉、本体感觉、痛觉等的复合刺激，而不是选择性地兴奋痛觉纤维，而且有些方法具有明显的创伤性。

激光诱发电位（Laser Evoked Potential，LEP）信号是指通过激光刺激器照射人体皮肤表面产生的脑电诱发电位信号。激光的辐照能量集中在极短的时间内释放，同时会产生辐射热，由于激光属于长波辐射，所以这种刺激在表皮层约 50μm 内会被完全吸收，仅能激活表皮内痛温觉的游离神经末梢感受器，即能够选择性地兴奋 Aδ 纤维和 C 纤维，具有极高的痛觉纤维选择性。由于激光刺激器不直接接触体表，所以激光诱发电位信号无体感成分。因此，可以认为激光诱发电位信号是反映机体疼痛程度的一个有效信号成分。另外，激光具有良好的可控性，能提供连续可调的不同强度的疼痛刺激，为疼痛特异性激光诱发电位信号的筛选和相关性研究提供了必要条件。而且，激光刺激是无创刺激，易于被临床患者接受。

人的体表在受到激光冲击时会感受到两种疼痛刺激：一种为约 200ms 的瞬时体表冲击感痛温觉刺激，另一种为约 1200ms 的依赖时间积累的体表灼烧感痛温觉刺激。对应上述两种痛觉，激光诱发电位信号包含与 Aδ 纤维有关的晚成分和与 C 纤维有关的超晚成分。激光诱发电位信号的晚成分被认为在研究中描述了中枢神经系统对痛觉的确认,如对痛点的定位和对疼痛程度的认知。

2.6 本章小结

本章对本书研究中涉及的以下两个方面的基本理论进行了总结和探讨。

(1)麻醉和麻醉深度监测的基本理论。

(2)脑电信号处理的基本理论,包括脑电信号的基本组成、脑电信号处理的一般方法、脑电信号的复杂度分析原理,以及脑电诱发电位信号检测的基本方法。

完整的麻醉深度监测系统的建立需要基于多个学科理论,并加以综合运用,其中涉及许多理论方法,是一个较为复杂且需要不断完善的过程,本书仅就其中若干关键问题进行探索性研究。

第3章

基于小波变换的脑电信号去噪方法

3.1 引言

去除脑电信号中的噪声（脑电信号去噪）是利用脑电信号提出麻醉深度监测指标的前提和基础，是对脑电信号进行分析的基本操作。小波变换的阈值方法是一种去除脑电信号中噪声的有效方法，本章针对两种经典的小波变换阈值函数的主要缺陷提出了改进，并进一步将中值滤波器、自适应阈值法与改进的阈值函数相结合，提出了一种新的脑电信号去噪方法。在本章涉及的实验中，去噪过程作为脑电信号的重要预处理过程，基于本章提出的方法均得到了令人满意的结果。

3.2 小波变换去噪原理和方法概述

现实中的信号通常伴随着噪声，尽可能地去除信号中的噪声，才能更好地进行信号处理，因此去噪成为目前非常重要的研究问题。

　　噪声通常具有随机性，目前已有许多去噪方法广泛应用于信号处理的各个领域，其中基于傅里叶分析和小波变换的频域窗口滤波应用最为广泛。傅里叶分析滤波法通过构造不同类型的滤波器实现去噪，但对于白噪声等信噪频谱交叠的情况难以处理。小波变换滤波法则弥补了这一缺陷，可以实现对信号定点定域的实时分析，在各领域的去噪问题上均表现良好。

3.2.1　脑电信号的噪声特点

　　脑电信号一般可以认为是规律性较强的准周期信号，有特定的频率范围。脑电信号在采集过程中引入的噪声一般包含 3 种主要成分：①与脑电信号无关的电生理信号，以心电信号为主，为周期性较强的独立信号成分，容易直接观察；②采集仪器引入的线路电噪声，为独立白噪声；③因采集环境的外界条件突变而引入的脉冲扰动。其中，将独立白噪声从准周期性脑电信号中去除是脑电信号去噪的基本要求。

　　信号奇点承载着信号内的关键信息，一般由栗弗席兹（Lipschitz）指数来描述。Mallat 等建立了小波变换与栗弗席兹指数的内在联系。当 $n \in \mathbf{Z}$，$n > 0$，$n \leqslant \alpha \leqslant n+1$，$\forall k \geqslant 0$ 且有 $\forall n$ 次多项式 $p_n(x)$ 时，对于 $\forall x \in (x_0 - \delta, x_0 + \delta)$，有

$$\left| f(x) - p_n(x - x_0) \right| \leqslant k \left| x - x_0 \right|^{\alpha} \tag{3-1}$$

其中，δ 为噪声等级，$f(x)$ 在 x_0 点的栗弗席兹指数为 α，α 描述了

信号在某点上的奇异性：α 越大，该点的奇异性越小。若该点连续，则 $\alpha \geqslant 1$；若该点间断有界，则 $0 \leqslant \alpha \leqslant 1$。在尺度 s 下，若 $\forall x \in (x_0 - \delta, x_0 + \delta)$，则有

$$|Wf(s, x)| \leqslant |Wf(s, x_0)| \qquad （3\text{-}2）$$

其中，x_0 为小波变换在该尺度下的局部模极大值，W 表示对函数进行小波变换。信号 $f(x)$ 的栗弗席兹指数与小波变换模极值的关系如下：

$$\log_2 |W_{2^j} f(x)| \leqslant \log_2 k + j\alpha \qquad （3\text{-}3）$$

其中，W_{2^j} 表示尺度为 j 的小波变换。

当 $\alpha \geqslant 0$ 时，小波系数随尺度 j 的增大而增大，当 $\alpha < 0$ 时，小波系数随尺度 j 的减小而减小。

通常，有一定规则的信号的 $\alpha \geqslant 0$，而噪声的 $\alpha < 0$。因此，经小波变换后，随着尺度的增大，信号模增大，噪声模减小，根据模的变化情况，可以对信号和噪声进行有效的区分。随着尺度由小到大地增加，模的最大值由主要依赖噪声逐步转化为主要依赖信号。

3.2.2　小波变换去噪方法

目前，基于小波变换的去噪方法主要有以下 3 种。

（1）基于小波变换模极值原理的去噪方法最早由 Mallat 应用，即由于噪声本身具有强随机性，所以通过小波变换比较各分解成分的小波系数，能够去除由噪声产生的较小的小波系数，然

后利用剩余的信号模极值点进行重构，从而获得有效信号。

（2）经过小波变换后，通过判别小波系数在相接尺度上的相关性强弱，能够区分对应于信号和噪声的小波系数，通过去除噪声系数还原有效信号。

（3）小波阈值去噪法最早由 Donoho 等提出，通过理论证明可以得出结论：对信号进行小波分解后，各分量信号的小波系数与噪声相比较大。因此，可以在众多小波系数中，将绝对值较小者置零，而保留（硬阈值去噪法）或者收缩（软阈值去噪法）绝对值较大者，从而实现对原信号的重建。理论上可以证明，在 Besov 空间中使用小波阈值去噪法可得到有效信号的最优估计值，而现存的多数线性估计方法都难以达到这样的效果，因此该方法在目前应用较为广泛。由于对脑电信号进行去噪要保证信号的光滑性和相似性，因此本章对小波阈值去噪法进行了改进，去噪水平明显优于目前主流的脑电图仪器，值得在脑电信号处理领域进行推广。

3.3　小波阈值去噪法及其改进

3.3.1　去噪原理

假设 y_i 为原始脑电信号，即

$$y_i = x_i + \delta z_i, i = 0, 1, \cdots, n-1 \tag{3-4}$$

其中，x_i 为真实脑电信号，z_i 为标准白噪声，δ 为噪声等级。去噪的基本方法为：从 y_i 中提取 x_i 的估计值 $\hat{x}_i$，使 $\hat{x}_i$ 与 x_i 的均方差最小，其中均方差为

$$\xi(\hat{x}_i, x_i) = \frac{1}{N} \sum_{i=1}^{N-1} (\hat{x}_i - x_i)^2 \tag{3-5}$$

3.3.2 小波阈值去噪法

小波阈值去噪法的基本原理为：经小波变换后，信号能量主要集中于有限的小波系数，而噪声能量则呈均匀分布，故对于分解后的各分量信号，必然出现信号的小波系数大于噪声的小波系数的情况，因此，进行适当的阈值滤波，即可对信号进行去噪。具体步骤如下。

（1）对原始脑电信号 y_i 进行小波变换，计算不同尺度的小波系数。

（2）设定阈值函数，过滤各尺度系数，设置阈值 λ，并据此得出小波系数的估计值。

（3）重构信号，得到有效的脑电信号。

根据阈值过滤方式的不同，小波阈值去噪法可以分为硬阈值去噪法和软阈值去噪法两种。

硬阈值去噪法的去噪方式为

$$\hat{\omega}_{j,k} = \begin{cases} \omega_{j,k}, |\omega_{j,k}| \geqslant \lambda \\ 0, |\omega_{j,k}| < \lambda \end{cases} \tag{3-6}$$

软阈值去噪法的去噪方式为

$$\widehat{\omega}_{j,k} = \begin{cases} \text{sign}(\omega_{j,k}) \times (|\omega_{j,k}| - \lambda), |\omega_{j,k}| \geqslant \lambda \\ 0, |\omega_{j,k}| < \lambda \end{cases} \qquad (3\text{-}7)$$

硬阈值去噪法和软阈值去噪法的函数图像如图 3-1 所示。

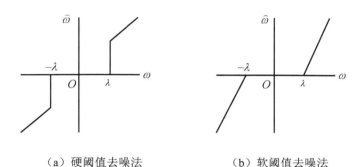

（a）硬阈值去噪法　　　　　　（b）软阈值去噪法

图 3-1　硬阈值去噪法和软阈值去噪法的函数图像

其中，横轴表示小波系数 ω，纵轴表示经过阈值过滤得到的小波系数估计值 $\widehat{\omega}$，λ 为小波系数的阈值。由图 3-1 可见，硬阈值去噪法的小波系数估计值 $\widehat{\omega}$ 在 λ 点不连续，重构信号时将会产生抖动；而软阈值去噪法虽然小波系数估计值 $\widehat{\omega}$ 在 λ 点连续，但其导数并不连续，这依然对重构信号造成一定的麻烦，且当 $\omega \geqslant \lambda$ 时，小波系数估计值 $\widehat{\omega}$ 与小波系数 ω 存在固定的差值。

3.3.3　小波阈值去噪法的改进

假设：

$$\widehat{\omega}_{j,k} = \begin{cases} \text{sign}(\omega_{j,k}) \times (|\omega_{j,k}| - \alpha\lambda), |\omega_{j,k}| \geqslant \lambda, 0 \leqslant \alpha \leqslant 1 \\ 0, |\omega_{j,k}| < \lambda \end{cases} \qquad (3\text{-}8)$$

当 $\alpha = 0$ 时，采用的小波阈值去噪法为硬阈值去噪法；当

$\alpha =1$ 时，采用的小波阈值去噪法为软阈值去噪法；当 $0<\alpha <1$ 时，采用的小波阈值去噪法则介于硬阈值去噪法和软阈值去噪法之间，这既减小了软阈值去噪法中固定的差值，又可以去除噪声中对应的小波系数，使小波系数估计值 $\hat{\omega}$ 更接近真实情况（小波阈值去噪法改进方案 1；见图 3-2）。

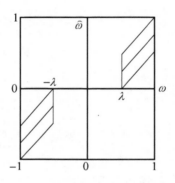

图 3-2　小波阈值去噪法改进方案 1

为了进一步保证阈值函数的导数连续性，下面对改进的阈值函数做出进一步改造：

$$\widehat{\omega}_i = \omega_i - \frac{\alpha\lambda}{\pi}(\arctan\frac{\omega_i}{\alpha\lambda}) \qquad （3-9）$$

图 3-3 给出了最新改进的小波阈值去噪法（小波阈值去噪法改进方案 2）。可见，该阈值函数同样规避了硬阈值去噪法和软阈值去噪法的阈值函数劣势，而且其无穷阶可导，可以应用于各种场景下。

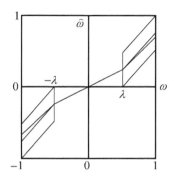

图 3-3 小波阈值去噪法改进方案 2

3.3.4 实验结果

我们选取一段放大的脑电信号作为实验信号，实验信号明显带有白噪声，利用 Symlets 小波进行 6 级分解，设 α 为 0.5，分别采用硬阈值去噪法、软阈值去噪法及最新改进的小波阈值去噪法［见式（3-9）］，3 种小波阈值去噪法的去噪效果比较（第 1 例）如图 3-4 所示。

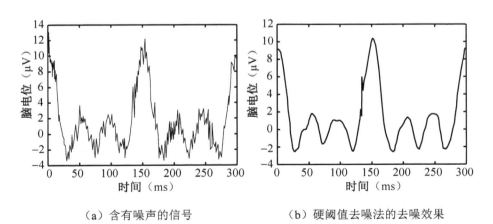

（a）含有噪声的信号　　　　　　　　（b）硬阈值去噪法的去噪效果

图 3-4 3 种小波阈值去噪法的去噪效果比较（第 1 例）

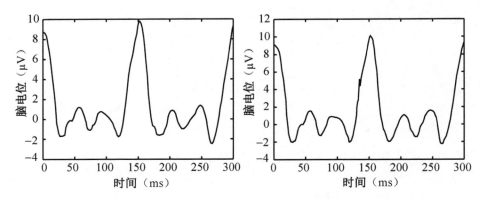

（c）软阈值去噪法的去噪效果　　（d）最新改进的小波阈值去噪法的去噪效果

图 3-4　3 种小波阈值去噪法的去噪效果比较（第 1 例）（续）

由图 3-4 可知，最新改进的小波阈值去噪法既保留了软阈值去噪法的信号波形光滑效果，又保留了硬阈值去噪法在数值计算上的优势，调整 α 值可以进一步减轻信号波形上的小抖动。

信噪比（SNR）的表达式为

$$\mathrm{SNR} = 10\log_2 \frac{\sum_n \widehat{x}^2(n)}{\sum_n [x(n) - \widehat{x}(n)]^2} \tag{3-10}$$

3 种小波阈值去噪法的信噪比和均方差（MSE）比较（第 1 例）如表 3-1 所示。

表 3-1　3 种小波阈值去噪法的信噪比和均方差比较（第 1 例）

小波阈值去噪法	信噪比（dB）	均方差
未采用小波阈值去噪法	27.005	0.979
硬阈值去噪法	38.195	0.320
软阈值去噪法	35.005	0.440
最新改进的小波阈值去噪法	38.970	0.296

我们另取一段含有激光诱发电位信号的原始脑电信号进行去除白噪声的处理，利用 Symlets 小波进行 6 级分解，设 α 为 0.2。3 种小波阈值去噪法的去噪效果比较（第 2 例）如图 3-5 所示，3 种小波阈值去噪法的信噪比和均方差比较（第 2 例）如表 3-2 所示。

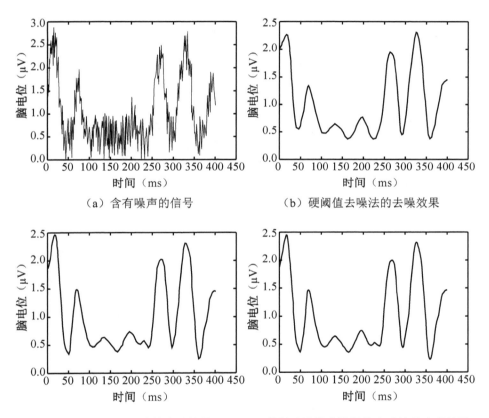

（a）含有噪声的信号　　　　　　（b）硬阈值去噪法的去噪效果

（c）软阈值去噪法的去噪效果　　（d）最新改进的小波阈值去噪法的去噪效果

图 3-5　3 种小波阈值去噪法的去噪效果比较（第 2 例）

表 3-2　3 种小波阈值去噪法的信噪比和均方差比较（第 2 例）

小波阈值去噪法	信噪比（dB）	均方差
未采用小波阈值去噪法	6.613	0.330
硬阈值去噪法	25.296	0.105
软阈值去噪法	27.424	0.088
最新改进的小波阈值去噪法	27.634	0.086

通过上述实验可知，针对不同类型的原始脑电信号，各小波阈值去噪法的去噪效果也不相同。通常情况下，硬阈值去噪法、软阈值去噪法的去噪效果差异性较大，在第 1 例中，硬阈值去噪法的去噪效果较好；在第 2 例中，软阈值去噪法的去噪效果较好；而在这两例中，最新改进的小波阈值去噪法的去噪效果总是优于原有的两种小波阈值去噪法，表现出较高的信噪比和较小的均方差。

3.4　改进的小波阈值去噪法在脑电信号去噪中的应用

研究者通常记录的临床脑电信号是由机体各种电生理信号混合而成的，但各种信号之间可以视为彼此独立。在采集脑电信号时，在头皮固定的电极上通常附带了心电、肌电等多种体内电信号，其中心电信号对脑电信号的影响最大。在本研究中，原始脑电信号（见图 3-6）存在明显的心电干扰，在进行脑电信号处理时，首先要将对脑电信号影响较大且独立不相关的心电信号从脑电信号中去除。

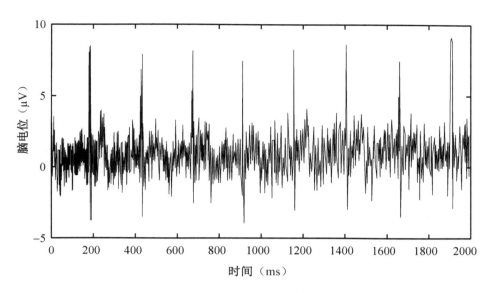

图 3-6 原始脑电信号

3.4.1 脑电信号与心电信号的分离

本章采用独立分量分析（Independent Component Analysis，ICA）实现脑电信号与心电信号的分离，其核心过程是将彼此独立的信号成分从原始脑电信号中分离出来，通过优化使之趋近于原始脑电信号的各信道信号成分，进行独立分量分析的基本要求为：各信道信号均为非高斯信号且彼此独立。

1. 独立分量分析问题模型

独立分量分析问题可描述如下：一组独立的原始脑电信号 $\boldsymbol{S}(t) = [s_1(t)s_2(t)\cdots s_m(t)]^{\mathrm{T}}$ 经过线性瞬时混合系统 $\boldsymbol{A}$ 后，得到观测信号 $\boldsymbol{X}(t) = [x_1(t)x_2(t)\cdots x_n(t)]^{\mathrm{T}}$，即

$$\boldsymbol{X}(t) = \boldsymbol{A}\boldsymbol{S}(t) \tag{3-11}$$

其中，混合后的信号 $\boldsymbol{X}(t)$ 由观测得到，$\boldsymbol{S}(t)$ 和 $\boldsymbol{A}$ 均未知。独立分

量分析的任务就是寻找混合矩阵 $\boldsymbol{W}$ ，从已知的 $\boldsymbol{X}(t)$ 中提取 $\boldsymbol{S}(t)$ 的各独立分量 $\boldsymbol{Y}(t)$ ，即

$$Y(t) = WX(t) \tag{3-12}$$

经数学推导得出结论：若 $n \geqslant m$ ，且 $\boldsymbol{S}(t)$ 中高斯分量少于或等于 1 个，则可得到混合矩阵 $\boldsymbol{W}$ ，使 $\boldsymbol{Y}(t)$ 趋近 $\boldsymbol{S}(t)$ ， $\boldsymbol{Y}(t)$ 和 $\boldsymbol{S}(t)$ 仅在分量权重的分配上存在差异。从算法原理的角度来看，独立分量分析问题就是通过对所提取的各分量信号进行优化，使其趋近于原始脑电信号的优化问题。因此，其核心问题为优化算法和优化程度。

2. 定点独立分量分析算法

基于独立分量分析可以设计不同的算法，如基于随机梯度法优化的最大熵独立分量分析算法 Informax 等。

为了实现脑电信号与心电信号的分离，本章采用定点独立分量分析算法，以往大量的实验证明，该方法可以有效实现多种情况下复合信号的信道分离，且计算量小、收敛速度快、稳定性好，适用于脑电信号的处理。下面对该方法进行简单介绍。

信号的独立性程度可以借助负熵来描述，设 y 为单位方差的零均值随机变量，则 y 的近似负熵为

$$J(y) \approx c \left\{ E\left[G(y)\right] - E\left[G(v)\right] \right\}^2 2 \tag{3-13}$$

其中， c 为常数， G 为非二次函数， v 为高斯分布的与 y 同方差、同均值的随机变量，对式（3-14）进行极大化操作：

$$J_G(w) \approx \left\{ E\left[G(wx)\right] - E\left[G(v)\right] \right\}^2 \tag{3-14}$$

求得一个独立分量：

$$y_i = wx \qquad (3\text{-}15)$$

由于 $J_G(w)$ 的极大值在 $E[G(wx)]$ 的极值处取得，所以根据 Kuhn-Tucker 条件，当 $E[(wx)^2] = \|w\|^2 = 1$ 时，$E[G(wx)]$ 的极值点满足：

$$E[xg(wx)] - \beta w = 0 \qquad (3\text{-}16)$$

其中，g 为 G 的微分形式，$\beta = E[wxg(w_0 x)]$，w_0 是 $J_G(w)$ 的极值点。利用牛顿迭代法，可以获得单个分量的迭代关系：

$$w^+ = E[xg(wx)] - E[g(wx)]w \qquad (3\text{-}17)$$

$$w^\bullet = \frac{w^+}{\|w^+\|} \qquad (3\text{-}18)$$

其中，$w^\bullet$ 表示新赋予的 w 值。

进一步地，对于 $\boldsymbol{W} = [w_1 w_2 \cdots w_n]$，可以获得定点独立分量分析算法的多维形式：在满足 $E[(w_i x)(w_j x)] = \delta_{ij}$ 的条件下，对 $\sum_{i=1}^{n} J_G(w_i)$ 进行极大化操作，得到相应的独立分量 $y = \boldsymbol{W}x$。

在实际应用中，有以下 G 和 g 可供选择：

$$G_1(u) = \frac{1}{a_1} \log \cosh(a_1 u), g_1(u) = \tanh(a_1 u) \qquad (3\text{-}19)$$

$$G_2(u) = \frac{1}{a_2} \exp(\frac{-a_2 u^2}{2}), g_2(u) = u \exp(\frac{-a_2 u^2}{2}) \qquad (3\text{-}20)$$

$$G_3(u) = \frac{1}{4} u^4, g_3(u) = u^3 \qquad (3\text{-}21)$$

其中，$1 \leqslant a_1 \leqslant 2, a_2 \approx 1$，$G_1$ 适用于一般情况，G_2 适用于分量的超高斯性较为显著的情况，G_3 适用于分量的欠高斯性较为显著的情况。

3. 白化处理

白化处理是一种使信号具有单位方差和零均值，并去除二次相关性的预处理过程，即对于任意矩阵 X，确定一个变换矩阵 P，使 $\bar{X} = PX$ 的协方差矩阵 $C_{\bar{X}} = \bar{X}\bar{X}^{\mathrm{T}} = I$。

对于任意矩阵 X，其协方差矩阵 $C_X = XX^{\mathrm{T}}$ 并不一定为对角矩阵，但是对于实对称的协方差矩阵，利用特征值分解方法可得

$$C_{\bar{X}} = \bar{X}\bar{X}^{\mathrm{T}} = PX(PX)^{\mathrm{T}} = PC_X P^{\mathrm{T}} = D\Lambda D^{\mathrm{T}} \tag{3-22}$$

其中，Λ 为由特征值组成的对角矩阵，D 为对应的特征向量，是一个正交矩阵。为了使 $C_{\bar{X}} = I$，进行变换的白化变量为

$$\bar{X} = \Lambda^{-\frac{1}{2}} D^{\mathrm{T}} X \tag{3-23}$$

4. 心电信号与脑电信号的分离实验

在对脑电信号数据进行实测时，在电极处放置 10-20 国际标准导联系统，采样频率为 250Hz，采用定点独立分量分析算法进行信号分离的结果如图 3-7 所示。可见，脑电信号中存在的心电信号干扰较为强烈，采用定点独立分量分析算法处理该信号后，心电信号与脑电信号成功分离。

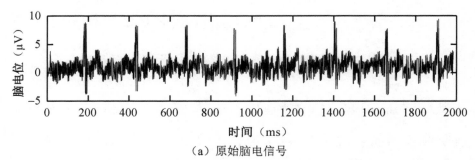

（a）原始脑电信号

图 3-7　采用定点独立分量分析算法进行信号分离的结果

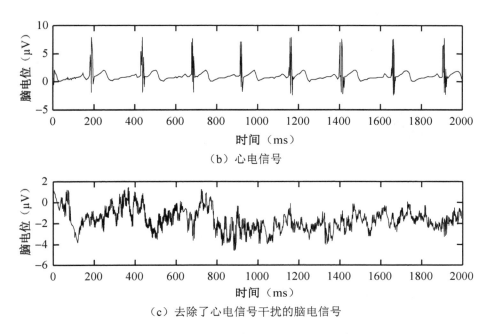

（b）心电信号

（c）去除了心电信号干扰的脑电信号

图 3-7　采用定点独立分量分析算法进行信号分离的结果（续）

3.4.2　基于传统的小波阈值去噪法

由图 3-7 可见，去除了心电信号干扰的脑电信号中含有明显的噪声，下面利用改进的小波阈值去噪法对去除了心电信号干扰的脑电信号进行进一步去噪。图 3-8（a）描述了去除了心电信号干扰的脑电信号；图 3-8（b）则描述了利用改进的小波阈值去噪法去除噪声后的脑电信号。显然，图 3-8（b）所描述的脑电信号的噪声显著降低。但是，由于脑电信号的背景噪声较强，且在各个尺度上噪声和信号的模的极大值各不相同，因此采用单一阈值进行脑电信号去噪将无法保证脑电信号中弱特征成分不失真，而且在脑电信号中常常存在脉冲干扰，小波阈值去噪法无法处理此类干扰，因此，该改进的小波阈值去噪法还需要进一步改进。

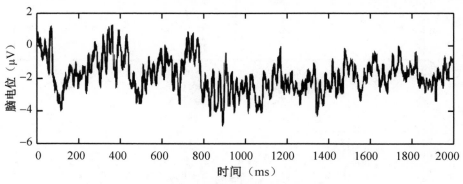

（a）去除了心电信号干扰的脑电信号

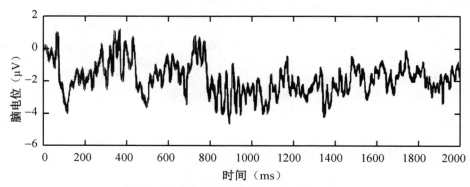

（b）利用改进的小波阈值去噪法去除噪声后的脑电信号

图 3-8　分离出的脑电信号和去噪的重建信号

3.4.3　使用基于中值滤波器的自适应阈值法对小波阈值去噪法进行改进

1. 自适应阈值法

Donoho 从数学上证明了非线性软阈值 $\lambda = \sigma\sqrt{2\log_2(n)/n}$。在现实情况下，噪声强度 σ 的尺度估计为 $\sigma = \text{MAD}/0.6754$，其中，

MAD 为小尺度上小波系数经归一化后的中值绝对偏差。

随着小波变换尺度增大，对应信号的模最大值的密度和幅度快速增加，而对应噪声的模最大值的密度和幅度快速降低，可见，只有在不同尺度上采用不同的阈值，才能满足脑电信号处理对精度的要求。为此，定义自适应阈值：

$$\lambda = \sigma' \sqrt{2\log_2(n)/n \ln(j+1)} \qquad （3-24）$$

其中，j 为小波变换尺度，$\sigma = \mathrm{mad}/0.6754$，mad 为该尺度上小波系数的中值绝对偏差，当小波变换尺度变化时，阈值 λ 可以产生自适应的变化。

2. 中值滤波器

为了消除脑电信号中的脉冲干扰，考虑引入中值滤波器对脑电信号进行进一步处理。具体方法是：首先对脑电信号进行中值滤波，其次采用小波阈值去噪法对脑电信号进行去噪处理。下面简单介绍中值滤波器的原理。

假设信号 x 的长度为 N，滤波器窗口的长度为 n（$n=2k+1$ 或 $2k$），则中值滤波器的输出为

$$y_i = \begin{cases} x(k+1), & n=2k+1 \\ \dfrac{1}{2}[x(k)+x(k+1)], & n=2k \end{cases} \qquad （3-25）$$

其中，$x(k)$ 表示滤波器窗口长度 n 内的第 k 个最大值。对于 $n=2k+1$ 的情况（其余同理），$y_i = x(k+1)$；当脉冲干扰的线宽大于或等于 $k+1$ 时，脉冲干扰保持；当脉冲干扰的线宽小于 $k+1$ 时，脉冲干扰滤除。其中，k 值的选择要兼顾图像细节的保护和脉

冲干扰的滤除。

3. 脑电信号去噪的实验结果

实测脑电信号，得到使用经典小波阈值去噪法得到的去噪信号和使用改进的小波阈值去噪法（基于中值滤波器的自适应阈值法）得到的去噪信号（见图3-9）。

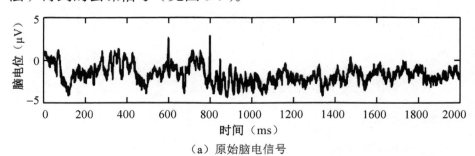

（a）原始脑电信号

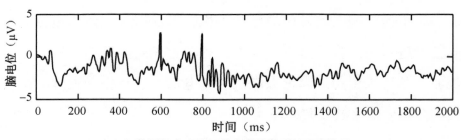

（b）使用经典小波阈值去噪法得到的去噪信号

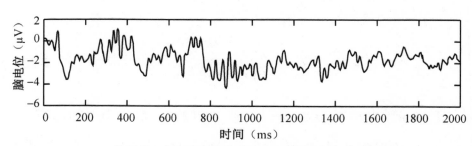

（c）使用基于中值滤波器的自适应阈值法得到的去噪信号

图 3-9 脑电信号去噪的实验结果

利用上述算法，我们对脑电信号进行了系统的去噪处理，具体步骤如下。

（1）中值滤波，根据经验，确定中值滤波器中的 $k = 2$。

（2）小波分解，利用 Symlets 小波对 $f(t)$ 进行 6 级分解，获得相应的分解系数。

（3）阈值去噪，利用本章改进的阈值函数［见式（3-9）］和自适应阈值［见式（3-24）］进行去噪处理。

图 3-9（a）描绘的是原始脑电信号；图 3-9（b）描绘的是使用经典小波阈值去噪法得到的去噪信号，其中白噪声基本消除，而脉冲干扰尚在；图 3-9（c）描绘的是使用基于中值滤波器的自适应阈值法得到的去噪信号，其中尖波脉冲干扰得到了充分的抑制，采用该方法对本实验中收集的所有脑电信号进行去噪处理，信噪比达到 42.103dB，处理之前的原始脑电信号的信噪比仅为 7.365dB，而 2009 年新生产的 CFM-8 型号脑电记录仪按其说明书所示技术指标去除白噪声的平均信噪比为 38.002dB。

本章将小波阈值去噪法引入脑电信号的去噪处理中，并利用自适应阈值法和中值滤波器对小波阈值去噪法（基于中值滤波器的自适应阈值法）进行了改造，成功去除了白噪声和脉冲干扰，获得了良好的效果。实践证明，该方法的处理结果明显优于一般脑电记录仪中采用的经典算法。

3.5 本章小结

本章逐步改进了小波阈值去噪法，提出了新改进的小波阈值去噪法：$\hat{\omega}_i = \omega_i - \dfrac{\alpha\lambda}{\pi}(\arctan\dfrac{\omega_i}{\alpha\lambda})$，兼顾了软阈值函数的平滑性和硬阈值函数的无偏差性，在两例去噪实验中分别实现了信噪比38.970dB 和 27.634dB，均优于传统的小波阈值去噪法。

为了实现临床脑电信号的有效去噪，本章在多个方面进一步改进了小波阈值去噪法，并通过对临床脑电信号的去噪实验，证实了此方法的有效性。实验表明：利用小波阈值去噪法对分离出的脑电信号进行去噪处理，可以滤除信号中一定的白噪声，但是脑电信号中经常含有的尖脉冲干扰无法得到有效的改善。因此，我们提出了基于中值滤波器的自适应阈值法，确定中值滤波器中的 $k=2$，在对信号进行中值滤波后，进行自适应滤波，采用新的阈值：$\lambda = \sigma'\sqrt{2\log_2(n)/n}\ln(j+1)$，该方法可以基本消除脑电信号中的白噪声和尖波脉冲干扰，最终得到比较理想的去噪信号，实现了高于一般脑电记录仪的信噪比。本书中涉及脑电信号处理的部分均应用了这种去噪方法。

第 **4** 章

麻醉状态下脑电信号的无序度分析

4.1 引言

镇静程度监测是麻醉深度监测系统中的核心问题之一，根据基本物理思想，在麻醉期间，脑电信号的无序度将会降低，可以作为评估患者镇静程度的指标。本章归纳总结了各种复杂度分析方法及它们在脑电信号分析中的应用，并选择了 Kc 复杂度和近似熵这两种适用于麻醉中脑电信号的复杂度指标，分析了麻醉实验中记录的脑电信号。结果表明，脑电信号的 Kc 复杂度与近似熵都可以对患者的麻醉状态和清醒状态进行划分。

4.2 麻醉状态下脑电信号无序度分析的基本物理思想

由于脑电信号在清醒状态下和麻醉状态下存在差异，所以可以考虑直接分析麻醉状态下的脑电信号，将其与清醒状态下的脑电信号进行比较，从而提炼出定量指标来表示意识消失程度（镇静程度），这将与通过激光诱发电位信号制定的麻醉深度监测指标共同形成麻醉深度监测的综合指标，该综合指标将为脑神经科学领域的其他研究提供借鉴。

从基本的物理思想上考虑脑神经活动的原理，可以假定麻醉作用将引起脑电信号发生以下两种基本变化。

（1）麻醉作用将引起脑电信号在不同频带上能量分布的改变。

（2）麻醉作用将使脑电信号简单化，即由无序转向有序、由随机性转向确定性。

如果这些基本变化可以被定量描述并在分析中被提取出来，那么研究者可以通过分析这些变化，并应用阈值法来区分患者的麻醉状态和清醒状态。

4.3 麻醉状态下脑电信号的 Kc 复杂度分析

4.3.1 Kc 复杂度的计算方法

Kc 复杂度（Lempel-Ziv 复杂度）本质上描述了信号的复杂程度，它利用该信号所用的序列长度作为测度标准，信号所用的序列长度越长，就认为该信号越复杂。其计算方法如下。

假设 $c(n)$ 为某一信号序列 S_i（$i = 1, 2, \cdots, n$；通常认为是 0-1 序列）的 Kc 复杂度，S、W 为两个信号序列，SW 表示将 S 和 W 两

个信号序列按次序连接产生的总信号序列，SW_q 为 SW 中删除尾字符后产生的信号序列（q 为删除尾字符操作）。假设 $M(SW_q)$ 为 SW_q 的所有不同子序列的集合，初始条件为 $c(n)=1$，$S=S_1$，$W=S_2$，因此 $SW_q=S_1$。

现假定 $S=S_1S_2\cdots S_r$，$W=S_{r+1}$。若 $W \in M(SW_q)$，表示 S_{r+1} 是 $S_1S_2\cdots S_r$ 信号序列的一个子序列，则 S 保持不变，W 更新为 $W=S_{r+1}S_{r+2}$，再次更新 SW_q，判断 W 是否属于 $M(SW_q)$。执行上述循环操作，直到 $W \notin M(SW_q)$。假设此时 $W=S_{r+1}S_{r+2}\cdots S_{r+i}$，则表明 $S_{r+1}S_{r+2}\cdots S_{r+i}$ 不是 $S_1S_2\cdots S_rS_{r+1}\cdots S_{r+i+1}$ 的子序列。继而假设 $c(n+1)=c(n)+1$，将 W 添加到 S 中，更新 S 为 $S=S_1S_2\cdots S_rS_{r+1}\cdots S_{r+i}$，令 $W=S_{r+i+1}$，执行该循环操作，直到 W 取到末位，则 $S_1S_2\cdots S_n$ 被分解为 $c(n)$ 个子序列。

Lempel 和 Ziv 证明，在绝大多数情况下，序列 $c(n)$ 会逼近一个稳定值：

$$\lim c(n) = b(n) = n\log_2 n \tag{4-1}$$

其中，$b(n)$ 表示序列的渐进趋势，因此可以利用 $b(n)$ 对 $c(n)$ 进行归一化处理，得到 Kc 复杂度 $C(n)$：

$$C(n) = \frac{c(n)}{b(n)} \tag{4-2}$$

在 Kc 复杂度的表达式中，完全随机序列的 Kc 复杂度接近于 1；而周期性序列的 Kc 复杂度接近于 0，Kc 复杂度代表了序列规律性的强弱，Kc 复杂度算法流程如图 4-1 所示。

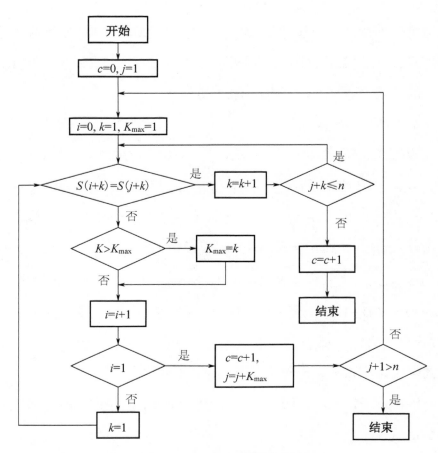

图 4-1　Kc 复杂度算法流程

Kc 复杂度是对信号序列随机性或规律性强弱的度量，$C(n)$ 实际上刻画了一个信号序列随着时间的延长出现新排列模式的速率，描述了信号序列趋于随机或有序的程度。

Kc 复杂度要求基于 0-1 序列进行计算，要先将待分析的信号序列转化成 0-1 序列才能实现，即对信号进行粗粒化处理。常用方法为均值区分法，即将信号序列中高于信号序列均值的数值均设置为 1，低于信号序列均值的数值均设置为 0，进而将信号序列转化为 0-1 序列。

4.3.2　脑电信号的 Kc 复杂度分析

为了验证 Kc 复杂度是否适用于麻醉深度监测，研究者获取了 31 例经过麻醉手术的受试者的脑电信号，计算了受试者在手术过程中处于清醒状态和麻醉状态的脑电信号的 Kc 复杂度 $C(n)$。图 4-2 展示了 31 例受试者处于清醒状态与麻醉状态的脑电信号的 Kc 复杂度统计分布，麻醉状态下脑电信号的 Kc 复杂度比清醒状态下脑电信号的 Kc 复杂度明显偏低，单因素方差分析中的 F 值为 163.9937（见表 4-1），大于 $F_{\alpha=0.001}(1,61)=11.97$，这说明使用脑电信号的 Kc 复杂度可以对受试者清醒状态和麻醉状态进行区分。如果通过阈值法对受试者清醒状态和麻醉状态进行区分，那么 Kc 复杂度的区分阈值为 0.4651，其中区分受试者清醒状态的灵敏度为 97%、特异度为 87%、准确度为 92%，区分受试者麻醉状态的灵敏度为 87%、特异度为 97%、准确度为 92%（见表 4-2）。但是，计算 Kc 复杂度需要相当长的实测数据序列，在本研究中为 6400 点，计算时间达到分钟量级。

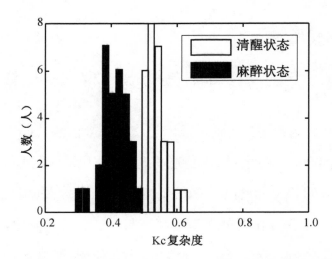

图 4-2　31 例受试者处于清醒状态与麻醉状态的脑电信号的
Kc 复杂度统计分布

表 4-1　脑电信号无序度指标的单因素方差分析

测度	平均值		方差		F 值
	清醒状态	麻醉状态	清醒状态	麻醉状态	
Kc 复杂度	0.5371	0.4202	0.0363	0.0417	163.9937
近似熵	0.7505	0.5230	0.1190	0.1575	41.1827

表 4-2　阈值法区分清醒状态与麻醉状态的分析结果

测度	阈值	状态	灵敏度	特异度	准确度
Kc 复杂度	0.4651	清醒状态	97%	87%	92%
		麻醉状态	87%	97%	92%
近似熵	0.6368	清醒状态	84%	77%	81%
		麻醉状态	77%	84%	81%

4.4 麻醉状态下脑电信号的近似熵分析

4.4.1 近似熵的计算方法

1991 年，Pincus 提出了近似熵的概念，近似熵基于物理熵的概念描述了非线性信号序列的无序度，可以处理和分析相对较短且掺杂一定噪声的信号序列的随机程度，其计算方法如下。

假设 $\{x_i, i = 1, \cdots, N\}$ 为一个信号序列，共由 N 个点组成。

（1）将信号序列中的各点按原次序生成一个 m 维向量：

$$\boldsymbol{X}_i = \left[x(i), x(i+1), \cdots, x(i+m-1)\right], i = 1, \cdots, N-m+1$$

（2）定义 $\boldsymbol{X}(i), \boldsymbol{X}(j)$ 之间的距离 $d\left[\boldsymbol{X}(i), \boldsymbol{X}(j)\right]$ 为

$$d\left[\boldsymbol{X}(i), \boldsymbol{X}(j)\right] = \max_{k=0 \sim m-1}\left[\left|x(i+k) - x(j+k)\right|\right] \tag{4-3}$$

其中，d 为 $\boldsymbol{X}(i), \boldsymbol{X}(j)$ 中对应位置上元素差值的最大值。

（3）设置阈值为 r，对于第 i 个元素逐个计算 $d\left[\boldsymbol{X}(i), \boldsymbol{X}(j)\right]$，$i \neq j$，并统计该距离小于阈值 r 的元素个数，设小于阈值 r 的距离总数与距离总数 $N-m$ 的比值为 $C_i^m(r)$：

$$C_i^m(r) = \frac{\underset{i=1 \sim N-m+1}{\text{number}}\left\{d\left[\boldsymbol{X}(i), \boldsymbol{X}(j)\right] < r\right\}}{N-m} \tag{4-4}$$

（4）将 $C_i^m(r)$ 取对数，再求全部数据的平均值，记作 $\phi^m(r)$：

$$\phi^m(r) = \frac{\sum_{i=1}^{N-m+1} \ln C_i^m(r)}{N-m+1} \tag{4-5}$$

（5）将向量维数加 1，变为 $m+1$ 维向量，重复步骤（1）～（4），得到 $C_i^{m+1}(r)$ 和 $\phi^{m+1}(r)$。

（6）理论上此信号序列的近似熵为

$$\mathrm{ApEn}(m,r) = \lim_{N\to\infty}\left[\phi^m(r) - \phi^{m+1}(r)\right] \tag{4-6}$$

理论上 $\mathrm{ApEn}(m,r)=1$，而现实中 N 一般为有限数值，则 N 取信号序列中的实际值：

$$\mathrm{ApEn}(n,r,N) = \phi^m(r) - \phi^{m+1}(r) \tag{4-7}$$

Pincus 经过反复实验认为，当 $m=2$，$r=0.1\sim0.2\mathrm{SD}$（其中，SD 指标准差）时，计算结果更能表现信号序列的实际无序度。

近似熵分析算法的计算结果示意如图 4-3 所示。

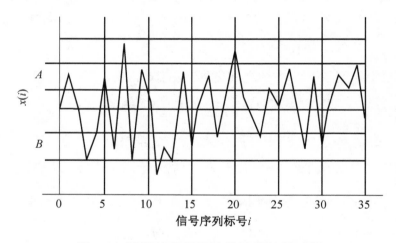

图 4-3　近似熵分析算法的计算结果示意

此时向量 $\boldsymbol{X}_i = [x(i), x(i+1)]$ 对应信号序列上相邻点的连线，$x(i), x(i+1)$ 的上下阈值界限为 r，即与相邻点 $x(i), x(i+1)$ 连线中心点的距离为 r 的数值区域（图 4-3 描述了 $i=5$ 时的情景，A、B 分别为 $x(5), x(6)$ 的上下阈值）。由于其余相邻点 $x(j), x(j+1)$ 均处于相应的阈值范围内，因此 $d[x(i), x(j)] < r$。同类向量若有 K 个，

则 $C_{i=5}^{m=2}(r)=\dfrac{K}{N-m}$ ，若 N 足够大，则在图 4-3 中相邻点连接构成的线段中，与 $X_i=[x(i),x(i+1)]$ 相邻两点线段形态大致近似（在阈值 r 的限制下）的线段反复出现的次数为 $C_i^2(r)$ 。同样， $C_i^3(r)$ 则描述了信号序列中相邻三点的折线形态与 $X_i=[x(i),x(i+1),x(i+3)]$ 三点连成的线段形态近似（在阈值 r 的限制下）的次数。

因此， $\phi^2(r)=\dfrac{\sum_{i=1}^{N-1}\ln C_i^2(r)}{N-1}$ 描述了整个信号序列中相邻两点连成的所有线段（在阈值 r 的限制下）形态近似的概率；而 $\phi^3(r)$ 则表示整个信号序列中相邻三点连成的所有折线（在阈值 r 的限制下）形态近似的概率。

综上所述， $\mathrm{ApEn}(2,r)=\phi^2(r)-\phi^3(r)$ 为该信号序列相邻两点线段形态近似与相邻三点折线形态近似的概率之差，即描述了增加一个维度之后，信号序列曲线产生新形态的近似概率，信号序列曲线产生新形态的近似概率越大，则说明该信号序列曲线越复杂。

4.4.2　脑电信号的近似熵分析

近似熵与物理学中熵的概念一样，都是一种描述事物无序度的参量，若脑电信号的近似熵较高，则代表其无序度高、规律性差，在时间上的可预测性低。近似熵的计算过程具有较好的抗干扰能力，不需要过长的实测数据，适用于各种稳定信号和非稳定信号，在医疗生理信号分析的各个领域均有广泛的应用。本研究通过计算患者清醒状态和麻醉状态下脑电信号的近似熵，并观察其差异来判断麻醉深度。

在本研究中，研究者获取了 31 例经过麻醉手术的受试者的脑电信号，计算了 31 例受试者在手术过程中处于清醒状态与麻醉状态的脑电信号的近似熵，其统计分布如图 4-4 所示。由图 4-4 可知，麻醉状态下脑电信号的近似熵较清醒状态下脑电信号的近似熵明显较小。在单因素方差分析中，F 值为 41.1827（见表 4-1），小于 $F_{\alpha=0.001}(1,61)=11.97$。如果通过阈值法对受试者清醒状态和麻醉状态进行区分，那么近似熵的区分阈值为 0.6368，其中区分清醒状态的灵敏度为 84%、特异度为 77%、准确度为 81%，区分受试者麻醉状态的灵敏度为 77%、特异度为 84%、准确度为 81%（见表 4-2）。但是，计算近似熵需要的实测数据序列明显较短，在本研究中为 1280 点，其计算时间经优化后可达秒级，也远少于 Kc 复杂度的计算时间，这意味着可以尽可能减小现实中应用麻醉深度监测对手术的影响。

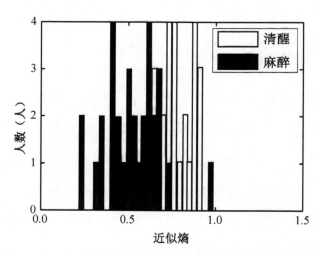

图 4-4　31 例受试者处于清醒状态与麻醉状态的脑电信号的近似熵统计分布

4.5　本章小结

本章针对麻醉深度监测系统中的镇静程度监测问题，通过进行麻醉状态下脑电信号的无序度分析，提取出镇静程度的监测指标。本章选择 Kc 复杂度和近似熵两种复杂度指标，分析了手术过程中麻醉状态下的脑电信号。

基于麻醉状态下大脑活动明显弱化并趋于简单有序的基本生理现象，本章提出各种可以描述脑电信号规则程度的动力学指标，这些指标在受试者麻醉状态与清醒状态下应存在一定差异，进而可以作为麻醉状态下意识活动消失程度，即镇静程度的度量参数。

本章选择了 Kc 复杂度和近似熵两种复杂度指标作为受试者大脑镇静程度的度量参数，给出了 31 例受试者在手术中处于麻醉状态和清醒状态的脑电信号的 Kc 复杂度与近似熵统计分布情况，结果表明，Kc 复杂度和近似熵的统计分布情况在受试者处于麻醉状态和清醒状态时均存在明显差异，均可作为区分麻醉状态和清醒状态的指标，应用阈值法区分麻醉状态和清醒状态时，Kc 复杂度的区分阈值为 0.4651，区分清醒状态的灵敏度为 97%、特异度为 87%、准确度为 92%，区分麻醉状态的灵敏度为 87%、特异度为 97%、准确度为 92%；近似熵的区分阈值为 0.6368，区分清醒状态的灵敏度为 84%、特异度为 77%、准确度为 81%，区分麻醉状态的灵敏度为 77%、特异度为 84%、准确度为 81%。可见，Kc 复杂度参数的区分效果优于近似熵参数，但近似熵参数只需要较短的实测数据序列，并且在计算时间上有明显优势，可以在现实应用中相应地减小麻醉深度监测操作对手术的影响。

采用 Kc 复杂度和近似熵这两种脑电信号的复杂度指标作为麻醉深度监测系统中镇静程度的度量参数，均较传统度量参数具有一定的优势。由 31 例受试者处于清醒状态或麻醉状态的统计分布可看出，Kc 复杂度参数和近似熵参数均具有较好的灵敏度与特异度，基本上可以认为克服了脑电双频指数（BIS）较大的药物依赖性。本研究中涉及的麻醉深度监测系统以激光诱发电位信号作为镇痛指标，而 Kc 复杂度参数和近似熵参数的计算均基于直接的脑电数据，不需要使用其他诱发电位信号，如听觉诱发电位信号，也不会引入其他诱发电位信号对激光诱发电位信号产生的干扰，经进一步临床实验筛选、评价后，更适用于以激光诱发电位信号作为镇痛指标的全面麻醉深度监测系统。

第5章

激光诱发电位疼痛监测技术研究

5.1 引言

镇痛程度监测是麻醉深度监测系统中的核心问题和关键技术，由于激光诱发电位（LEP）信号具有良好的疼痛特异性，所以其已成为疼痛研究和镇痛程度监测中的重要指标。本章设计了半导体激光器和固体染料激光器两种疼痛激光刺激器，研究了激光诱发电位信号的提取方法。在实验中，采用半导体激光器提供连续输出的灼烧感痛温觉刺激，采用固体染料激光器提供脉冲输出的冲击感痛温觉刺激。通过对人手背中心进行刺激，提取激光诱发电位信号，将其作为镇静程度监测指标。过去常采用累加平均法提取激光诱发电位信号波形，然而实验表明，在激光诱发电位信号的提取中，这种方法需要较高的激光刺激强度，可能导致体表灼伤，并且需要较多的累加平均处理次数，从而使提取速度降低。因此，激光诱发电位信号的快速提取一直是镇静程度监测的研究难点。本章开发了小波分析算法在激光诱发电位信号快速提取中的应用，成功提取了激光诱发电位信号波形，并基于实验确定了该方法临床应用的基本设置。

5.2 实施方案

1. 受试人员

受试人员共有 11 人，年龄为 25～45 岁，其中有 7 位男性、4 位女性，均为右利手，无神经系统疾病，均在清醒状态下受试。

2. 疼痛激光刺激器提供两种痛温觉刺激方式

（1）采用半导体激光器，输出连续，由电压调制端口调制成不同占空比的方波，输出功率恒定，脉冲宽度较大，用来提供依赖时间积累的体表灼烧感痛温觉刺激。实验中抽取 5 位男性（年龄为 25～45 岁）参与灼烧感痛温觉刺激实验。

（2）采用固体染料激光器，输出纳秒级脉冲，峰值功率较高，脉冲频率为 1Hz，用来提供瞬时体表冲击感痛温觉刺激。实验中抽取 2 位男性、4 位女性（年龄为 26～40 岁）参与冲击感痛温觉刺激实验。

上述两种疼痛激光刺激器均可对表皮内痛温觉提供特异性疼痛刺激，可以用来比照 Aδ 纤维和 C 纤维对两种不同的体表痛温觉刺激的敏感程度，且刺激强度、刺激间隔及刺激范围均可调，并配有可见光指示器、诱发电位仪与激光刺激器的接口部件。

3. 诱发电位仪的记录条件

刺激部位：手背中心（动物为前肢腕关节背部皮肤），刺激范围为 $10\sim20\text{mm}^2$，刺激距离为 0.5cm。

诱发电位信号的记录：在头皮表面采用脑电图 10-20 国际标准导联系统电极连接法，并配有 8 导电极帽及 2 导电极帽，脑电记录仪采用荷兰生产的 ANT EEG/ERP 系统。其具体电极分布为：以头顶为顶点，分别将鼻根—枕外粗隆的连线与鼻根—外耳孔—枕外粗隆的连线等分成 10 份，电极置于以顶点为圆心的同心圆与辐射状半径的交点处。加上两侧耳垂电极，总共采用 23 个电极，参考电极为左耳垂（A_1），接地电极为右前额（F_{p2}），其中 F_{p1}、F_{p2} 代表前额；F_3、F_4 代表额；C_3、C_4 代表中央；P_3、P_4 代表顶；O_1、O_2 代表枕；F_7、F_8 代表侧额；T_3、T_4 代表颞；T_5、T_6 代表后颞；F_z 代表额中线；C_z 代表中央头顶；P_z 代表顶中线；A_1、A_2 代表耳（或乳突）。电极电阻低于5kΩ，数据采集时间以 2.5 秒为一个单元，脑电信号的采样频率为 200Hz，带通为 $0.5\sim60\text{Hz}$，诱发电位信号的采样频率为 612Hz，刺激频率为 $0.5\sim40\text{Hz}$，叠加 $20\sim500$ 次后，带通为 $10\sim100\text{Hz}$。10-20 国际标准导联系统电极连接法如图 5-1 所示。

4. 脑电信号分析

对原始脑电信号进行基本的程序性处理后，如果脑电信号中有心电信号干扰或其他噪声干扰，那么按第 3 章提出的方法去除相关噪声，选取施加刺激后一定时间范围内的脑电信号数据进行比较分析。

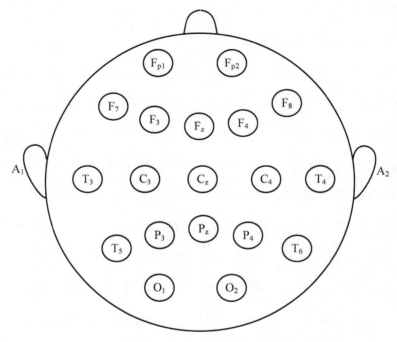

图 5-1　10-20 国际标准导联系统电极连接法

5. 激光诱发电位信号分析

对实验对象施加疼痛激光刺激，采集脉宽为 100～2000ms 的脑电信号，对包含激光诱发电位信号的原始脑电信号数据进行上述一系列基本处理后，采用 Mallat 算法，选择正交集中适当的小波函数作为母函数，实现正变换及有选择的反变换，获得某一时刻、某一尺度下的波形成分，叠加若干次后，获得疼痛激光刺激的激光诱发电位信号波形。

激光诱发电位信号提取实施方案流程如图 5-2 所示。

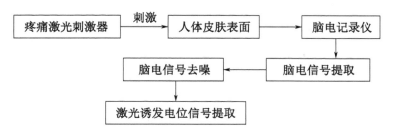

图 5-2　激光诱发电位信号提取实施方案流程

5.3　疼痛激光刺激器

根据特异性疼痛激光刺激的需要，疼痛激光刺激器的核心要求是：提供能够在表皮层约 50μm 内被完全吸收的长波热辐射，这种长波热辐射刺激仅能激活表皮内痛温觉的游离神经末梢感受器，即能够选择性兴奋 Aδ 纤维和 C 纤维；另外，激光刺激必须无创，不至于灼伤皮肤。因此，可以考虑选择半导体激光器和固体染料激光器。结合电生理实验的其他要求，拟采用连续输出的半导体激光器，通过调制提供长脉冲刺激，从而在体表产生灼烧感；采用 PM597 染料与 PM650 染料共掺的固体染料激光器提供纳秒级短脉冲刺激，在体表产生冲击感，进而通过小波函数提取两种不同刺激产生的诱发电位信号，对比 Aδ 纤维和 C 纤维对两种不同刺激的敏感程度，选择最佳刺激方式用于麻醉深度监测。

固体染料激光器的核心部分是聚合物基质固体染料激光介质，与其他基质相比具有制备工艺简单、光学均匀性好、透过率高等优势，且通过改性，可以克服与无机基质相比抗损伤阈值较低的缺陷。本研究中使用的固体染料激光器在拓展波长范围和提高斜率效率方面具有一定的优势，因此研制疼痛激光刺激器本身就具有极大的创新意义。

5.3.1　半导体激光器

根据人体表皮内痛温觉的游离神经末梢感受器对灼烧性刺激的选择性，以及对疼痛激光刺激器的相关生理实验要求，选择的红光半导体激光器显示了优良的输出特性，已加工完成的半导体激光器的主要性能参数如表 5-1 所示。

表 5-1　已加工完成的半导体激光器的主要性能参数

性能参数	取值
波长	650 nm
出口功率	150 mW
出口口径	Φ2.5 mm
光斑尺寸	2mm（10cm 处）
发散度	< 0.5 mrad
工作电压	5 VDC
工作电流	< 260 mA

该半导体激光器的输出连续，可由电压调制端口调制成不同占空比的方波，并设计有镜片安装套筒，可以配合聚焦透镜、衰减片、斩波器等光学器件对辐射热刺激强度、刺激间隔及刺激范围进行调整。该半导体激光器的外形尺寸为 Φ26mm × 110mm，电源尺寸为 105mm × 60mm × 32 mm。

该半导体激光器在本实验中的特点和优势主要有以下 4 点。

（1）经实验，该半导体激光器提供的激光刺激可以先后产生尖锐的痛觉感和灼烧感，可以满足提供特异性疼痛激光刺激的需要，且不会灼伤皮肤。

（2）该半导体激光器具有较高的光学灾变损伤阈值，为进一步提高疼痛激光刺激器的输出功率提供了可能。

（3）该半导体激光器输出稳定，光束质量良好，通过调制可以提供不同强度、不同间隔、不同范围的疼痛刺激，可以充分满足生理实验的各项要求。

（4）该半导体激光器外形较小且接口简单，携带和使用方便，便于在各种医疗条件下工作。

5.3.2　固体染料激光器

1. 固体染料激光介质的材料及处理

本研究采用的染料是 PM597 染料和 PM650 染料，它们都属于吡咯甲川类（Pyrromethene）染料，它们的分子结构式如图 5-3 所示。

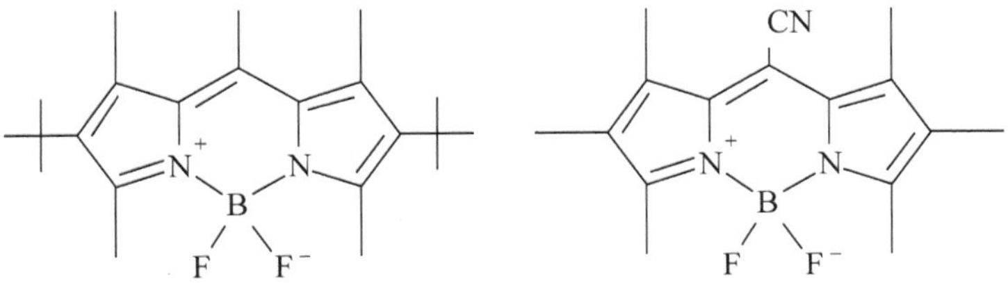

图 5-3　PM597 染料和 PM650 染料的分子结构式

制备固体染料使用的聚合物为聚甲基丙烯酸甲酯（Polymethyl Methacrylate，PMMA），其单体为甲基丙烯酸甲酯（Mehyl Methacrylate，MMA），MMA 的结构如图 5-4 所示。PMMA 具有良好的光学均匀性和较高的透过率。

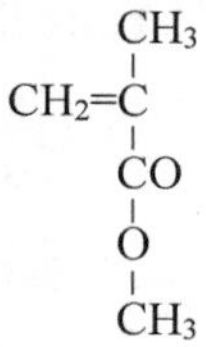

$$CH_2=C \begin{matrix} CH_3 \\ | \\ | \\ CO \\ | \\ O \\ | \\ CH_3 \end{matrix}$$

图 5-4 MMA 的结构

单体形成基质要经过本体聚合反应，本体聚合反应需要一定引发剂辅助实现，本研究选用偶氮二异丁腈［2,2'-Azobis（isobutyronitrile），AIBN］，该引发剂参与反应生成 N_2，有利于排除残留的 O_2，从而提高基质的稳定性。

为了进一步在寿命和光稳定性方面获得优势，在固体染料制备过程中向 MMA 中添加甲醇作为小分子量的改性剂，形成改性聚甲基丙烯酸甲酯（MPMMA）。这样既可以降低固体染料分子的移动性，从而降低固体染料分子的光降解性，又能提高介质的导热率，从而减小热破坏效应，还可以填充介质分子空隙，从而阻止介质分子向高温区域扩散。

为了保证本体聚合反应的顺利进行，在反应前需要精制聚合物单体 MMA、甲基丙烯酸羟乙酯（2-Hydroxyethyl Methacrylate，HEMA）和引发剂 AIBN。其中，为保存聚合物单体、防止其发生自发聚合反应，需要向该本体聚合反应中添加阻聚剂对苯二酚。

在本研究中，通过使用 5%～10%浓度的 NaOH 溶液洗涤、中和，并在干燥的氩气中减压蒸馏的方法，去除聚合物单体 MMA 中的阻聚剂对苯二酚。通过使用 97%浓度的无水乙醇加热溶解、抽滤冷却的方法，精制引发剂 AIBN。

2. 固体染料激光介质的制取

为了满足疼痛激光刺激器的制备需要，主要考虑采用下面 3 种介质进行实验。

（1）聚甲基丙烯酸甲酯（PMMA）。

聚合物单体 MMA 在引发剂的作用下发生聚合反应，形成均匀、稳定的介质。

（2）改性聚甲基丙烯酸甲酯（MPMMA）。

向聚合物单体 MMA 中添加甲醇，得到含有不同体积比甲醇的 MPMMA。

（3）PM597 染料与 PM650 染料共掺。

PMMA 基质固体染料激光介质的制备流程如图 5-5 所示，MPMMA 及共聚物基质固体染料激光介质的制备流程如图 5-6 所示。

本研究使用的疼痛激光刺激器中的固体染料激光介质采用普通的本体聚合法制备，其具体制备步骤如下。

（1）反应物的称量：按反应组分量取聚合物单体 MMA 和添加剂甲醇，称取固体染料和引发剂 AIBN。

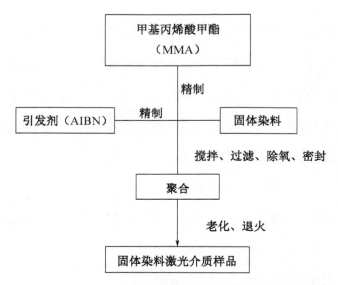

图 5-5　PMMA 基质固体染料激光介质的制备流程

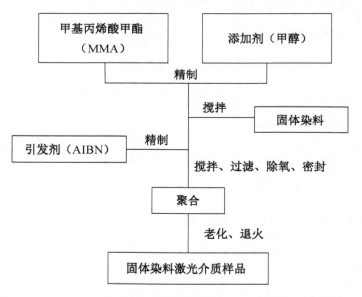

图 5-6　MPMMA 及共聚物基质固体染料激光介质的制备流程

（2）固体染料的溶解和除杂：将聚合物单体 MMA 与固体染料混合，超声搅拌 15 分钟，实现完全溶解。溶液用微孔滤膜进行过滤

（微孔直径为 0.22μm），去除在加入添加剂和引发剂时引入的杂质。

（3）氧气的去除：溶液中溶解的氧气会破坏固体染料分子并阻碍聚合反应的进行，因此用氩气将其去除。使用经过硅烷化处理的试管分装溶液，通入氩气 5 分钟。

（4）聚合反应：在避光条件下，密封试管进行恒温加热，水温保持在 40～45℃，聚合反应需要数天完成。

（5）介质的烘烤：为了使聚合反应充分进行，并使引发剂彻底分解，将固化的聚合物样品置入烘箱，烘箱从 40℃开始，每 2 小时上升 5℃，持续升温至 80℃并保持 6 小时。

（6）介质的冷却：烘箱从 80℃开始，每 2 小时下降 5℃，持续降温至室温，进而释放介质的内应力。

（7）介质的外形加工：通过机械切割和端面抛光将介质加工成端面平整的圆柱状。至此，固体染料激光介质样品制备完成。

采用精制的聚合物单体和引发剂，按照上述制备方法，制得以下 3 个系列的样品。

（1）掺杂不同浓度 PM650 染料的以 PMMA 为基质的固体染料激光介质。

制备了掺杂浓度分别为 $5×10^{-5}$ mol/L 、 $1×10^{-4}$ mol/L 、 $2×10^{-4}$ mol/L 、 $5×10^{-4}$ mol/L 、 $1×10^{-3}$ mol/L 、 $2×10^{-3}$ mol/L 的固体染料，引发剂用量为 1g/L，使用以 PMMA 为基质的固体染料激光介质。

（2）掺杂固定浓度 PM650 染料并以甲醇改性的 PMMA 为基

质的固体染料激光介质。

PM650 染料的掺杂浓度固定在 2×10^{-4} mol/L，引发剂用量为 1g/L，甲醇与 MMA 的体积比分别为 0：100、5：95、10：90、15：85、20：80、25：75。采用纯度为 99.7% 的甲醇作为小分子量添加剂，来实现对 MMA 的改性。添加甲醇后，固体染料的溶解性较好，在介质中分布得很均匀。在聚合反应完成后，介质的体积收缩较大，容易脱离试管壁。

（3）掺杂不同浓度 PM597 染料和 PM650 染料的固体染料激光介质。

PM597 染料的掺杂浓度固定在 2×10^{-4} mol/L，PM650 染料与 PM597 染料的掺杂摩尔比分别为 0：2、0.5：2、1：2、2：2、5：2、10：2，引发剂用量为 1g/L。通过染料共掺以提高 PM650 染料激光器的斜率效率。

3. 固体染料激光介质的光谱特性

（1）吸收谱。

样品分别置于厚度 2mm 的石英比色皿中，以纯度>99.8% 的无水乙醇为溶剂配制固体染料，使用 Shimdzu 公司的 UV-3010PC 型分光光度计来测量样品的吸收谱，PM 系列染料的乙醇溶液吸收谱如图 5-7 所示。由图 5-7 可以看出，PM 系列染料的吸收带都有宽带特性，固体染料分子的宽带二能级结构是产生这种宽谱带特性的原因，在泵浦光波长 532nm 处 PM 系列染料吸收较好，保证了 PM 系列染料和泵浦光的良好匹配。

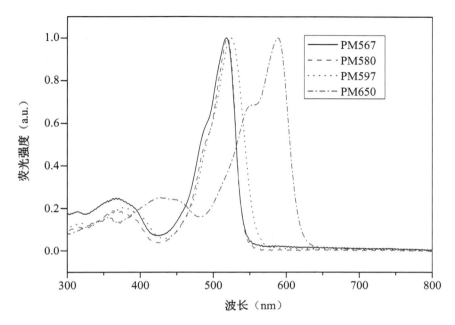

图 5-7　PM 系列染料的乙醇溶液吸收谱

（2）荧光谱。

样品分别置于厚度 2mm 的石英比色皿中，以纯度>99.8%的无水乙醇为溶剂配制固体染料，以 Nd:YAG 的倍频激光（波长约为532nm，脉宽约为 13ns）泵浦石英比色皿的边缘，荧光谱使用HR4000 型光谱仪获取。为降低泵浦光的干扰，探头放置于与泵浦光方向呈 90° 的方向。图 5-8 和图 5-9 为 PM597 染料与 PM650 染料共掺乙醇溶液在不同掺杂浓度比情况下的荧光谱。由图 5-8 可以看出，在配体 PM597 染料掺杂浓度保持不变的情况下，随着受体PM650 染料掺杂浓度的增加，荧光谱从单峰变成双峰，最后变成单峰，峰值波长逐渐红移并强度变弱。由图 5-9 可以看出，在受体PM650 染料掺杂浓度保持不变的情况下，随着配体 PM597 染料掺杂浓度的增加，荧光谱峰值波长基本保持不变，荧光强度逐渐增强。

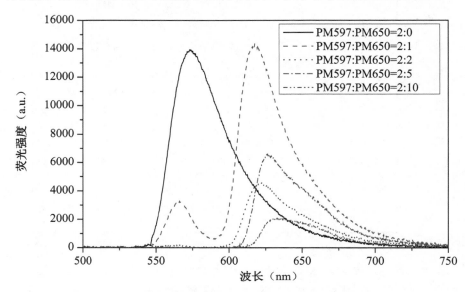

图 5-8　PM597 染料与 PM650 染料共掺乙醇溶液在不同掺杂浓度比情况下
的荧光谱（一）

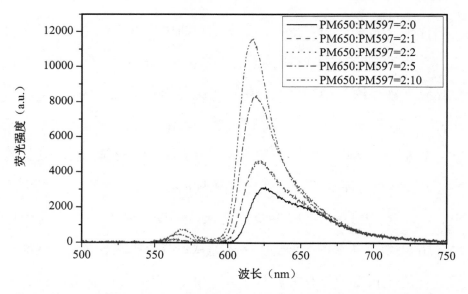

图 5-9　PM597 染料与 PM650 染料共掺乙醇溶液在不同掺杂浓度比情况下
的荧光谱（二）

对于掺入 PM650 染料的固体染料激光介质，采用波长为 532nm、脉宽为 13ns 的 Nd:YAG 倍频激光对其边缘进行泵浦，使用 HR4000 型光谱仪对其荧光谱进行检测。不同浓度的 PM650 染料掺入固体染料激光介质时测得的荧光谱如图 5-10 所示，将甲醇按不同体积比掺入 PM650 固体染料激光介质时测得的荧光谱如图 5-11 所示。由图 5-10 可以看出，不同浓度的 PM650 染料掺入固体染料激光介质时测得的荧光谱变化不大，荧光谱峰值波长均在 620nm 附近。由图 5-11 可以看出，不同体积比的甲醇掺杂对固体染料激光介质的荧光谱几乎没有影响。

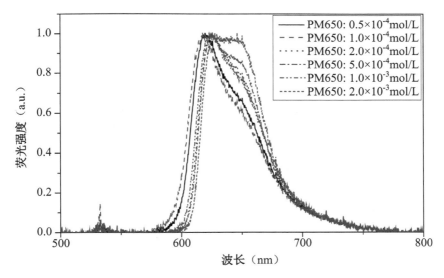

图 5-10　不同浓度的 PM650 染料掺入固体染料激光介质时测得的荧光谱

由图 5-12 可以看出，通过 PM597 染料与 PM650 染料共掺，PM650 染料的荧光强度基本上都得到了增强，在掺杂摩尔比为 2∶2 时，固体染料激光介质的荧光强度最强。

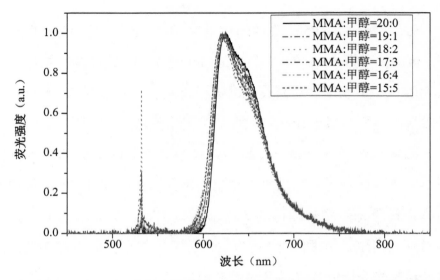

图 5-11　将甲醇按不同体积比掺入 PM650 固体染料激光介质时测得的荧光谱

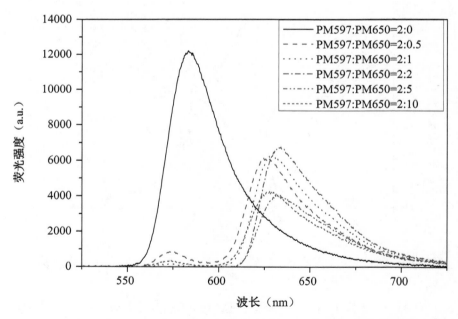

图 5-12　PM597 染料与 PM650 染料共掺时固体染料激光介质的荧光谱

4. 固体染料激光介质的输出特性

固体染料激光介质的输出特性研究装置如图 5-13 所示，泵浦光源选用重复频率为 1Hz、调 Q 的 Nd:YAG 倍频光，用来研究激光谱和激光器斜率效率。固体染料激光器垂直于泵浦光源，平行于平面腔 5cm，Mi（输入耦合镜）对于波长为 532nm 的激光的透过率大于 90%，对于波长为 580～680nm 的激光的反射率大于 90%，而 Mo（输出耦合镜）对于波长为 500～700nm 的激光的透过率为 45%～55%；固体染料激光介质置于谐振腔之间。输出的固体染料激光经滤光片 F 后，用能量计对其输出能量进行测量。其中，滤光片 F 可以过滤剩余泵浦光以降低测量误差。采用的能量计型号为 J-50MB-YAG。

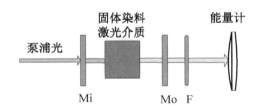

图 5-13　固体染料激光介质的输出特性研究装置

（1）激光谱。

不同掺杂浓度的 PM650 固体染料激光介质的激光谱如图 5-14 所示，由图 5-14 可以看出，不同掺杂浓度的 PM650 固体染料激光介质对激光谱峰值波长影响不大，峰值波长为 651.5～655.5nm，激光谱的半高宽范围为 7.5～10nm，均为宽带激光输出。由不同体积比甲醇掺杂改性的 PM650 固体染料激光介质的激光谱如图 5-15

所示，由图 5-15 可以看出，有机小分子甲醇的掺杂对 PM650 固体染料激光介质激光谱的峰值波长和带宽影响不大，峰值波长为 653～655.5nm，半高宽为 8～11nm。

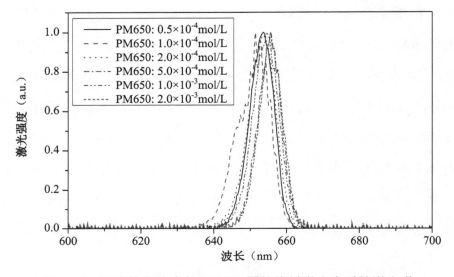

图 5-14　不同掺杂浓度的 PM650 固体染料激光介质的激光谱

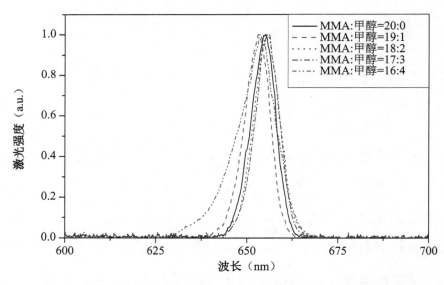

图 5-15　由不同体积比甲醇掺杂改性的 PM650 固体染料激光介质的激光谱

PM597 染料与 PM650 染料共掺的固体染料激光介质的激光谱如图 5-16 所示，单掺 PM597 染料的固体染料激光介质的激光谱峰值波长约为 590nm，半高宽约为 6.5nm。在向 PM597 染料中掺杂 PM650 染料的过程中，随着 PM650 染料掺杂浓度的不同，获得的共掺固体染料激光介质的激光谱峰值波长为 630～640nm，填补了单掺 PM597 染料与 PM650 染料的固体染料激光介质的激光谱峰值波长中的空白，经研究发现，通过染料共掺能拓展固体染料激光介质的激光谱峰值波长范围。

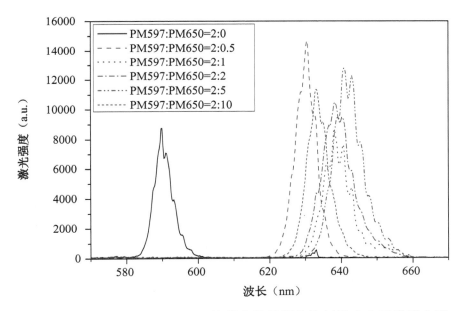

图 5-16　PM597 染料与 PM650 染料共掺的固体染料激光介质的激光谱

（2）激光器斜率效率。

我们将各个系列的固体染料激光介质加工成圆柱体，对固体染料激光介质的两端表面进行抛光，使表面没有划痕。实验中将

Mo（输出耦合镜）的透过率固定为 50%，以重复频率为 1Hz 的 Nd:YAG 倍频激光器作为泵浦介质，改变输入泵浦能量，利用能量计测量固体染料激光器的输出量，得到各介质的输出特性曲线，如图 5-17～图 5-19 所示。

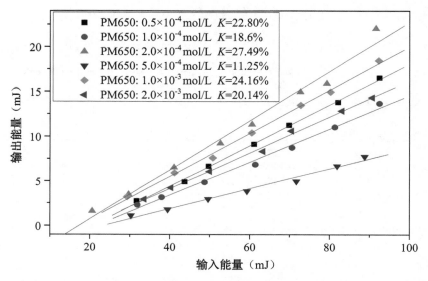

图 5-17　掺杂不同浓度 PM650 染料的固体染料激光器的斜率效率

实验发现，固体染料存在一个最佳掺杂浓度比，使得激光器斜率效率最大。在掺杂不同浓度 PM650 染料的固体染料激光介质中，当 PM650 染料的掺杂浓度为 2.0×10^{-4}mol/L 时，激光器斜率效率最大，为 27.49%。在掺杂 PM650 染料且以甲醇改性的固体染料激光介质中，当不掺甲醇时，激光器斜率效率最大，为 32.23%；而在 PM597 染料与 PM650 染料共掺的固体染料激光介质中，当 PM597 染料与 PM650 染料的掺杂浓度比为 2∶1 时，激光器斜率效率最大，为 30.8%。上述实验结果表明，为了使激光器斜率效率达到最大，需要充分考虑固体染料掺杂浓度比、甲醇掺杂体积比等因素，从而实现固体染料激光介质的高效制备。

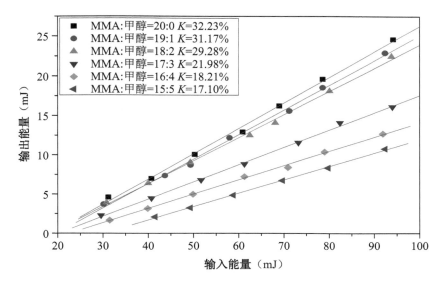

图 5-18　掺杂 PM650 染料且以甲醇改性的固体染料激光器的斜率效率

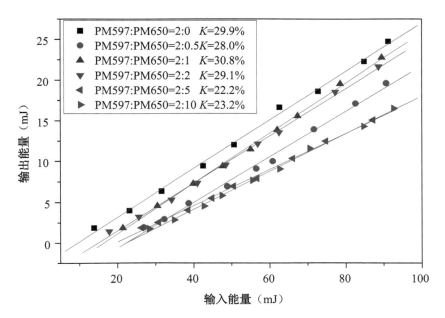

图 5-19　PM597 染料与 PM650 染料共掺的固体染料激光器的斜率效率

5. 短脉冲疼痛激光刺激器的搭建

为了满足提供纳秒级短脉冲、高瞬时功率冲击性痛温觉刺激的需要，本研究制备了 3 种以聚甲基丙烯酸甲酯（PMMA）为基质的固体染料激光介质：①掺杂不同浓度 PM650 染料的固体染料激光介质；②掺杂 PM650 染料并掺杂不同体积比甲醇实现改性的固体染料激光介质；③PM597 染料与 PM650 染料共掺的固体染料激光介质。利用重复频率为 1Hz、调 Q 的 Nd:YAG 的倍频光（波长为 532nm，脉宽为 15ns）纵向泵浦固体染料激光介质，对这 3 种固体染料激光介质的光谱特性和激光输出特性进行比照，可以发现以下几点。

（1）固体染料掺杂浓度对固体染料激光介质的荧光谱和激光谱影响不大，但对激光器斜率效率的影响较大。介质荧光谱的半高宽覆盖了 605～670nm 的谱带，这种荧光谱的宽谱带特性是由固体染料分子的宽带二能级结构产生的，为实现宽带可调谐提供了可能。不同的固体染料掺杂浓度对激光谱的峰值波长影响不大，峰值波长为 615.5～655.5nm，半高宽为 7.5～10nm，均为宽带激光输出。存在一个最佳浓度，使得激光器斜率效率最大，当掺杂浓度为 2×10^{-4}mol/L 时，得到的激光器斜率效率最大，达到 27.49%。

（2）不同掺杂体积比的甲醇对掺杂 PM650 染料的固体染料激光介质的荧光谱影响不大，介质荧光谱的半高宽基本覆盖了 605～670nm 的谱带。对激光谱的峰值波长影响也不大，峰值波长为 653～655.5nm，半高宽为 8～11nm。随着甲醇的掺杂体积比增大，激光器斜率效率会不断降低。当不掺甲醇时，激光器斜率效率最大，为 32.23%；当甲醇与 MMA 的体积比为 15：5 时，激光器斜率效率最小，为 17.10%。

（3）通过向 PM597 染料中掺杂 PM650 染料，获得固体染料激光介质的激光谱峰值波长为 630～640nm，覆盖了单掺 PM597 染料与单掺 PM650 染料的固体染料激光介质的激光波长中间区域，由此可见，通过染料共掺能够拓展固体染料激光介质的激光谱峰值波长范围。PM597 染料和 PM650 染料共掺的固体染料激光器的斜率效率都在 20%以上，当 PM597 染料与 PM650 染料的掺杂浓度比为 2：1 时，得到的激光器斜率效率最大，达到 30.8%。

综上所述，考虑到人体表皮内痛温觉的游离神经末梢感受器对冲击性刺激的选择性，以及相关生理实验要求，应选择 PM597 染料与 PM650 染料的掺杂浓度比为 2：1 的固体染料激光介质，并采用平行平面光学谐振腔结构。使用重复频率 1Hz、调 Q 的 Nd:YAG 的倍频光（波长为 532nm，脉宽为 15ns）进行纵向泵浦来搭建疼痛激光刺激器，实验中的泵浦脉冲能量为 150mJ。

5.4 基于小波变换的激光诱发电位信号快速提取

5.4.1 提取激光诱发电位信号的小波方法

基于对脑电信号的小波分析，对原始脑电信号 $f(t)$ 进行小波变换，将其分为频率小于 2^j Hz 的低频成分 $f^j(t)$ 和频率为 $2^j \sim$ 2^{j+1} Hz 的成分 $W^j f(t)$。对原始脑电信号 $f(t)$ 的分析通过 Mallat 算法来实现，原始脑电信号在经过多重分解之后，按照激光诱发电位信号特有的频率范围，可将自发脑电信号不参与诱发刺激的频率成分滤除，对于激光诱发电位信号依赖的频率成分，通过 Mallat 算法进行恢复，从脑电信号中提取出激光诱发电位信号成分，其具体算法如图 5-20 所示。

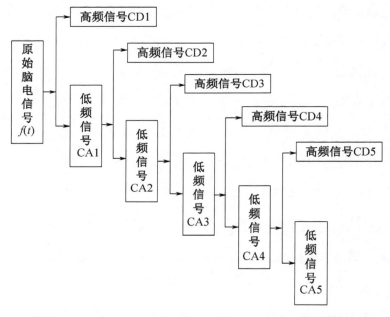

图 5-20　基于小波方法提取激光诱发电位信号的具体算法

（1）对原始脑电信号 $f(t)$ 进行小波变换，本研究拟采用 db5 型紧支撑正交小波基函数，按照 Mallat 算法将原始脑电信号 $f(t)$ 进行 5 层小波分解，得到不同层次的高频信号成分 CD1、CD2、

CD3、CD4、CD5 和低频信号成分 CA5（见图 5-20）。

（2）按照激光诱发电位信号特有的频率范围，将不参与诱发刺激的频率成分滤除，将这些无关的频率成分系数设置为 0，而激光诱发电位信号依赖的频率成分则保留。若按照香农定理将原始脑电信号 $f(t)$ 进行 0～1 的频率归一化，则小波分解的各级成分对应的频率范围如表 5-2 所示。

（3）利用选择的各级频率成分系数，形成新的信号序列，按照 Mallat 算法进行重建，恢复真实的激光诱发电位信号。

表 5-2   小波分解的各级成分对应的频率范围

信号	频率范围（Hz）	信号	频率范围（Hz）
CA1	0～0.5	CD1	0.5～1
CA2	0～0.25	CD2	0.25～0.5
CA3	0～0.125	CD3	0.125～0.25
CA4	0～0.0625	CD4	0.0625～0.125
CA5	0～0.003125	CD5	0.003125～0.0625

5.4.2   激光诱发电位信号的提取结果

由于自发脑电信号的波幅远高于激光诱发电位信号的波幅，所以原始脑电信号经小波分解后，需要根据各级分解波形，确定激光诱发电位信号影响较为突出的频率范围进行重构，这样才能得到波形鲜明的激光诱发电位信号，从而进一步测定其随麻醉药物剂量的变化情况。

1. 脑电信号的累加平均处理

外界刺激是激光诱发电位信号的诱因，二者保持着一定的时间锁定关系，而其他神经活动则与激光诱发电位信号无明显的相关性。因此，多次实验获取的激光诱发电位信号波形具有较大的相似性。采集的原始脑电信号经过反复叠加，可以显著增强激光诱发电位信号的敏感性。图 5-21 中的第 1 层图像是由高强度激光刺激所激发的激光诱发电位信号波形，该高强度激光是通过连续输出半导体激光器提供灼烧性刺激并经过 1 次实验获取的，该连续输出半导体激光器的出口功率达到 150mW，受试者会产生难以忍受的刺痛感，皮肤表面有明显灼伤，而其激光诱发电位信号波形仍然极不明显，图 5-21 中的第 2～第 5 层图像是经过累加平均处理的脑电信号波形，累加平均处理次数分别为 5、10、30、80。研究发现，直到累加平均处理次数达到 10 次时，其激光诱发电位信号波形才开始显现，因此在脑电信号的预处理中，在完成一般性的去噪处理后，首先要对其进行累加平均处理。

2. 连续输出半导体激光器对激光诱发电位信号的提取

利用小波多分辨率分析对连续输出半导体激光器产生的激光诱发电位信号进行提取，通过将恒定功率输出调制为方波产生刺激，刺激强度随时间累积，在体表产生明显的灼烧性疼痛感。实验中脑电信号的采样频率为 128 Hz，连续输出半导体激光器的出口功率为 50mW，受试者会产生可承受的刺痛感，皮肤表面无灼伤，本研究采用 db5 型紧支撑正交小波基函数对原始脑电信号进行 5 层小波分解，其基函数波形与通过累加平均处理获得的激光诱发电位信号波形具有明显的相似性。

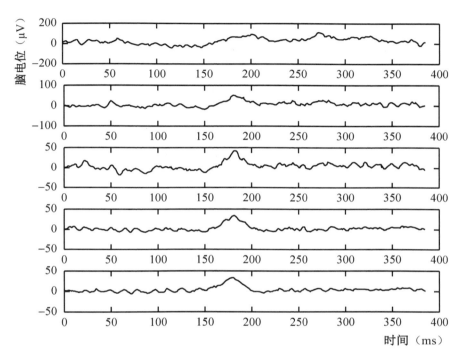

图 5-21 单次采样和经过多次累加平均处理的激光诱发电位信号波形

包含激光诱发电位信号的原始脑电信号经去噪、5 次累加平均处理等预处理后，采用 db5 型紧支撑正交小波基函数进行 5 层小波分解得到的各层成分波形（灼烧性刺激）如图 5-22 所示。图 5-22 中从上到下每一层依次为各级高频信号成分波形 CD1、CD2、CD3、CD4、CD5，以及低频信号成分波形 CA5。由各级成分波形明显可见，CD1、CD2、CD3 这前 3 级高频信号成分波形代表的高频扰动主要来自自发脑电信号，而 CD4、CD5 这两级高频信号成

分波形则集中了激光诱发电位信号的主要能量，因此可以选择
CD4 和 CD5 这两级高频信号成分对激光诱发电位信号进行重构。

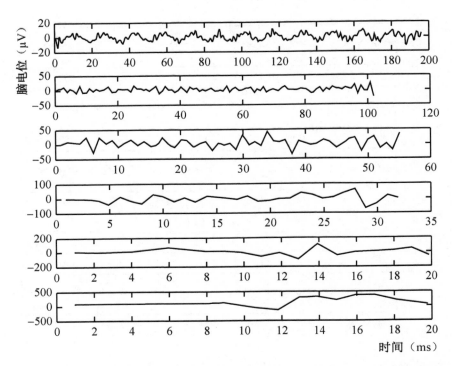

图 5-22　采用 db5 型紧支撑正交小波基函数进行 5 层小波分解得到的各级
成分波形（灼烧性刺激）

对于经 1、5、10、30、80 次累加平均处理的原始脑电信号波
形，采用小波多分辨率分析提取的激光诱发电位信号波形（灼烧
性刺激）如图 5-23 所示。由图 5-23 可知，经 1 次累加平均处理的
原始脑电信号波形经提取后，激光诱发电位的触发位置难以确
定，在 P200、P270 处均有明显波形，无法判断伪迹。经 5 次累加
平均处理的原始脑电信号经提取后，激光诱发电位的触发位置可

确定为 P200 附近，且波形较为明显，而在 P270 处可判断为伪迹。经 10 次以上累加平均处理的原始脑电信号经提取后，激光诱发电位信号波形较明显且平滑，几乎看不到明显的外界干扰。其他各组实验结果所得波形相似，无明显的个体差异与性别差异。基于上述结果，在临床实验中可以选择功率为 50mW 的激光进行刺激，对原始脑电信号进行 5 次累加平均处理，通过小波多分辨率分析对激光诱发电位信号进行提取，从而减轻患者的实验创伤，并降低计算量，增强计算的实时性，从而提高该方法的临床应用价值。

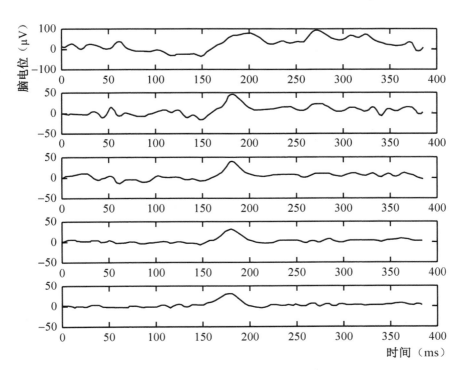

图 5-23　采用小波多分辨率分析提取的激光诱发电位信号波形（灼烧性刺激）

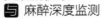
3. 固体染料激光器对激光诱发电位（LEP）信号的提取

利用小波多分辨率分析对脉冲固体染料激光器产生的激光诱发电位信号进行提取，该刺激是通过激光脉冲直接冲击体表产生的，受试者会产生瞬时体表冲击性疼痛感。实验中脑电信号的采样频率为 128 Hz，固体染料激光器的输出脉冲能量为 50mJ，脉冲频率为 1Hz，受试者会产生可承受的刺痛感，皮肤表面无灼伤。本研究采用 db5 型紧支撑正交小波基函数进行 5 层小波分解。

包含激光诱发电位信号的原始脑电信号经去噪、5 次累加平均处理等预处理后，采用 db5 型紧支撑正交小波基函数进行 5 层小波分解得到的各级成分波形（冲击性刺激）如图 5-24 所示。图 5-24 中从上到下每一层图像依次为各级高频信号成分波形 CD1、CD2、CD3、CD4、CD5，以及低频信号成分波形 CA5。同样，由各级成分波形明显可知，CD1、CD2 这两级高频信号成分波形代表的高频扰动主要来自自发脑电信号，而 CD3、CD4、CD5 这 3 级高频信号成分波形则集中了激光诱发电位信号的主要能量，因此可以选择 CD3、CD4 和 CD5 这 3 级高频信号成分波形对激光诱发电位信号进行重构。

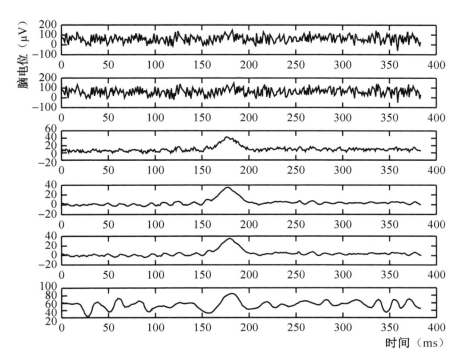

图 5-24　采用 db5 型紧支撑正交小波基函数进行 5 层小波分解得到的各级
成分波形（冲击性刺激）

对于经 1、5、10、30、80 次累加平均处理的原始脑电信号波形，采用小波多分辨率分析提取的激光诱发电位信号波形（冲击性刺激）如图 5-25 所示。由图 5-25 可知，经 1 次累加平均处理的原始脑电信号经提取后，激光诱发电位的触发位置难以确定，与原始脑电信号差异不大。经 5 次累加平均处理的原始脑电信号经提取后，激光诱发电位的触发位置可确定为 P200 附近，且波形较为明显，几乎无明显伪迹。经 10 次以上累加平均处理的原始脑电信号经提取后，激光诱发电位信号波形均较明显且平滑，几乎看不到明显的外界干扰。其他各组实验结果所得波形相似，无明显的个体差异与性别差异。

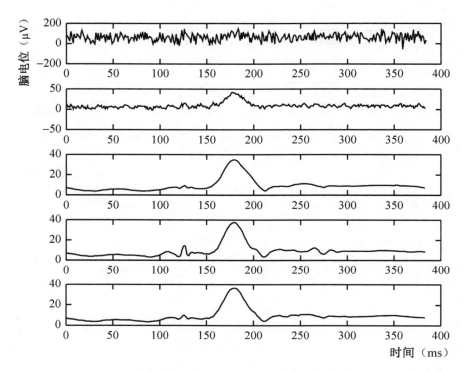

图 5-25　采用小波多分辨率分析提取的激光诱发电位信号波形（冲击性刺激）

由上述结果可见，连续性激光产生的灼烧性刺激和脉冲式激光产生的冲击性刺激均能选择性兴奋体表痛温觉神经末梢感受器的 Aδ 纤维和 C 纤维，产生较明显的激光诱发电位信号波形，这表明二者均可在临床应用中作为疼痛程度的监测指标。通过两种刺激得到的激光诱发电位信号波形具有几乎相同的潜伏期，这表明灼烧性刺激和冲击性刺激均选择性兴奋了 Aδ 纤维和 C 纤维，都具有较好的疼痛特异性，此外，二者在实验创伤、计算量、计算的实时性等方面均无显著差异，而红光半导体激光器由于产品较成熟、体积较小、接口简单、易于携带和使用方便，适用于各种医疗条件。

5.5　本章小结

本章研究将生物激光技术和诱发电位技术结合起来，通过临床试验，初步建立了激光诱发电位疼痛监测方法。为了提供连续、脉冲两种痛温觉刺激效果，选取了 650 nm 红光半导体激光器，在出口功率小于 150mW 时可调，用来提供恒定功率，刺激强度与时间积累的灼烧性痛温觉刺激相关；研制了由 PM597 染料与 PM650 染料掺杂浓度比为 2∶1 的固体染料激光介质搭建的疼痛激光刺激器，泵浦脉冲能量为 150mJ，激光器斜率效率为 30.8%，用来提供纳秒级短脉冲、高瞬时功率的冲击性痛温觉刺激。两种疼痛激光刺激器的输出性能良好，经实验，其痛温觉刺激可选择性兴奋 Aδ 纤维和 C 纤维，能够模拟特异性疼痛刺激，且无创、体积小、便于操作，可推广应用于临床疼痛刺激发生研究和疼痛机制基础研究。

本章研究中采取 Mallat 算法与累加平均法相结合的方法成功提取了灼烧、冲击两种不同刺激产生的疼痛特异性激光诱发电位信号波形，所提取的激光诱发电位信号波形均位于 P200 附近。采用该方法可以从经 5 次累加平均处理的信号中提取出平滑、无噪的激光诱发电位信号波形，而单纯采用累加平均法则需要经过 10

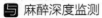
次以上的累加平均处理，且含噪明显。

通过连续性激光产生的灼烧性刺激和脉冲式激光产生的冲击性刺激得到的激光诱发电位信号波形具有几乎相同的潜伏期，这表明两种刺激模式均能选择性兴奋体表痛温觉神经末梢感受器的 Aδ 纤维和 C 纤维，都具有较好的疼痛特异性，均可在临床应用中作为疼痛程度的监测指标。疼痛特异性激光诱发电位信号波形的成功提取将为获取能稳定、客观地量化镇静程度的监测指标提供条件，为进一步开发和研制麻醉深度定量监测系统、指导患者合理用药、确保麻醉质量与安全提供了基础。

第 6 章

麻醉药物对定量药物脑电图的作用

6.1 引言

本书建立的基于小波变换的脑电信号去噪方法和激光诱发电位信号提取方法，可在适当调整后广泛应用于脑电信号分析领域，本章将这些方法应用于定量药物脑电图（Quantitative Pharmaco-EEG，QPEEG）分析领域。激光刺激可能引发脑电信号 α 活动的减弱，而在麻醉状态下，脑电信号的 α 活动也会发生改变。分析激光刺激和麻醉药物共同引发的脑电信号 α 频段的变化，可以为提出镇痛、镇静综合指标提供参考。同时，为了探索新的麻醉深度监测指标，本章研究中实测了不同剂量丙泊酚（Propofol，又称异丙酚）对家兔脑电信号 α 频段的影响，并采用小波多分辨率分析对家兔脑电信号中的 α 成分进行提取。

6.2 定量药物脑电图

分析和研究定量药物脑电图对脑电图学的进一步发展起到了重要的推动作用，对定量药物脑电图进行分析能够识别药物作用后脑电信号在不同脑区和频段发生的改变，从而进一步明确药物与脑活动的关系。目前，定量药物脑电图已经成为衡量脑神经机能受药物影响程度的一项重要参数，在药物类别确认、治疗效果分析和新药选择等领域发挥着重要作用，已经在许多相关领域进入临床应用，而其在麻醉深度监测领域的应用尚待开发。定量药物脑电图能够在量效和时效两个方面监测各种药物对脑神经系统的影响，并同步监测不同脑区和频段的脑电信号改变，可以更充分地挖掘脑电信号中的信息，弥补现有各种脑电信号量化指标的不足。为了进一步发掘定量药物脑电图在麻醉学领域的应用，本章研究中实测了不同剂量的丙泊酚对家兔脑电信号 α 频段的影响。

6.3 脑电信号基本成分的提取

脑电图中各种频率成分的变化代表了不同的神经生理状态。提取和分析各种频率成分有助于研究者了解患者脑神经系统的活动情况，也可以用来分析药物引起的脑功能变化，因此，可以考虑通过分析脑电图中某种频率成分的变化，建立麻醉深度监测的客观指标。

该定量药物脑电图实验中的数据采集频率为 128Hz，在家兔左脑、右脑的额、颞、顶、枕处分别放置电极采集脑电信号。对脑电信号进行 7 层 Symlets 小波分解，从而各电极采集的脑电信号可以通过分解形成 7 个细节系数成分和 1 个近似系数成分。原始 8 电极脑电信号如图 6-1 所示，经第 1 电极 7 层 Symlets 小波分解的细节系数成分和近似系数成分如图 6-2 所示。

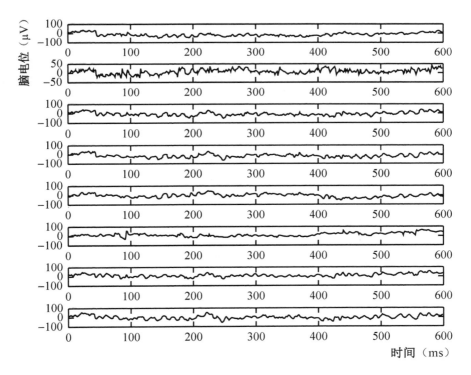

图 6-1　原始 8 电极脑电信号

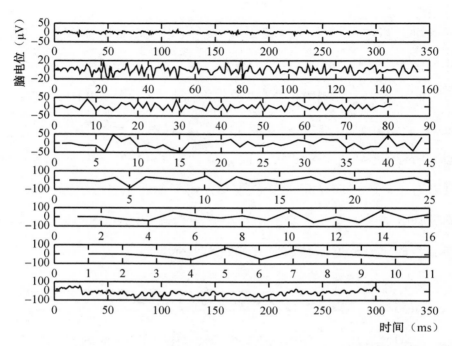

图 6-2　经第 1 电极 7 层 Symlets 小波分解的细节系数成分和近似系数成分

　　基于小波分解和重构原理，根据脑电信号不同频率成分的频率范围选择相应的分解信号进行重构，进而实现脑电信号基本成分的提取。脑电信号 α 波（α 波信号）的频率为 8～13Hz，其他频率成分对其的影响可以忽略，因此在提取 α 波信号的过程中，可以考虑只采用 2～4 层分解信号参与重构。第 1 电极的原始脑电信号与 α 波信号的比较如图 6-3 所示，8 电极的 α 波信号如图 6-4 所示。

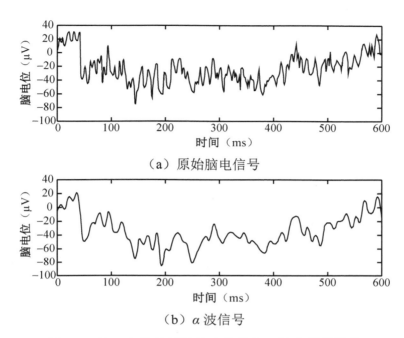

（a）原始脑电信号

（b）α 波信号

图 6-3　第 1 电极的原始脑电信号与 α 波信号的比较

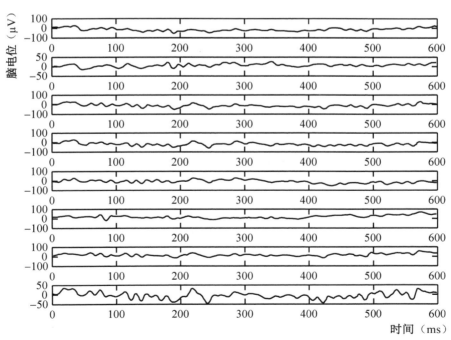

图 6-4　8 电极的 α 波信号

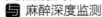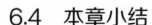

6.4　本章小结

　　本章研究了异丙酚对家兔定量药物脑电图 α 频段的影响，实验应用定量药物脑电图，并采用小波方法进行 α 波信号的提取，并利用功率绝对值计算其功率百分比，分析家兔在静脉注射异丙酚试剂前后脑电活动的变化，结果表明，异丙酚对家兔脑电信号的 α 波产生双相型作用，表明 α 波功率百分比的改变与家兔中枢神经的麻醉深度有关，因此可以认为 α 波能够作为麻醉深度监测的指标。

第7章

结　论

本书以建立完整的麻醉深度监测系统为目标，基于脑电信号分析，引入小波变换方法，主要针对评价麻醉深度的镇静程度评估指标和镇痛程度评估指标，就若干关键问题进行了研究和讨论，得到了以下具有一定创新性的研究结果和进展。

（1）针对脑电信号去噪问题，提出了一种新的基于小波变换的脑电信号去噪方法，该方法利用自适应阈值法和中值滤波器对小波阈值去噪法进行了改进，并通过实验证明了该方法的有效性。

首先，利用定点独立分量分析算法去除了脑电信号中混入的其他信号，其次提出了一种新的阈值函数，并利用自适应阈值法和中值滤波器对小波阈值去噪法进行了改进，建立了一套新的脑电信号去噪方法，并在脑电信号去噪处理的具体实验中应用了该方法，证实了其可行性，该方法同时在信噪比上具有一定的优势，这为利用脑电信号提出麻醉深度监测指标提供了基础。

（2）针对麻醉深度监测系统中的镇静程度监测问题，提出了利用 Kc 复杂度和近似熵两种复杂度指标实现镇静程度监测的方

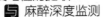

法，该方法可衡量麻醉状态和清醒状态下的脑电信号。

由分析结果可见，麻醉过程中脑电信号的 Kc 复杂度和近似熵明显降低，可以采用阈值方法对麻醉状态和清醒状态进行区分。虽然 Kc 复杂度参数对麻醉状态和清醒状态的区分效果优于近似熵参数，但近似熵参数只需要较短的实测数据序列，且其在计算时间上有明显优势。

（3）针对麻醉深度监测系统中的镇痛程度监测问题，研制了半导体激光器和固体染料激光器两种疼痛激光刺激器，完成了激光诱发电位信号的提取，该激光诱发电位信号能够体现疼痛特异性，可作为疼痛研究和镇痛程度评估中的重要指标。

本书提出了一种激光诱发电位疼痛监测方法，采用半导体激光器提供连续输出的灼烧感痛温觉刺激，采用固体染料激光器提供脉冲输出的冲击感痛温觉刺激，对人的手背中心进行刺激，提取激光诱发电位信号作为镇痛程度评估指标，结合基于小波多尺度分解与重建的激光诱发电位信号快速提取方法，既能稳定、客观地量化受试者的疼痛程度，又能降低受试者的痛苦。疼痛激光刺激器性能稳定、无创、量化可调、体积小、便于操作，可推广应用于临床疼痛刺激发生研究和疼痛机制基础研究。

基于本书研究取得的成果，为了建立完整的麻醉深度监测系统，笔者认为还需要开展以下工作。

（1）进一步扩大临床试验，获取更多的实测数据。建立可临床应用的医学指标，由于该医学指标关乎人的生命安全，因此建立时必须非常谨慎，必须收集大量的临床数据并经过大量的临床实践，要涉及药物特异性、个体差异性等各种实际因素的特例分析。本研究耗费了大量时间、人力和财力去获取临床数据，但获取的临床数据量仅能满足理论研究的需要。

（2）进一步对麻醉深度的各方面测度指标进行合理的综合，对相关设备进行集成和临床设计，建立完善的、可临床应用的麻醉深度监测系统，并对该系统进行更为严格的临床检验。

（3）进一步提出更加科学合理的新的麻醉深度监测指标，不断完善和简化麻醉深度监测系统的临床应用。

参考文献

[1] Botney R. Improving patient safety in anesthesia: a success story?[J]. International Journal of Radiation Oncology* Biology* Physics, 2008, 71(1): 182-186.

[2] Stadler K S, Schumacher P M, Hirter S, et al. Control of muscle relaxation during anesthesia: a novel approach for clinical routine[J]. IEEE transactions on biomedical engineering, 2006, 53(3): 387-398.

[3] Gajraj R J, Doi M, Mantzaridis H, et al. Analysis of the EEG bispectrum, auditory evoked potentials and the EEG power spectrum during repeated transitions from consciousness to unconsciousness[J]. British journal of anaesthesia, 1998, 80(1): 46-52.

[4] Kawase M, Komatsu T, Nishiwaki K, et al. Heart rate variability and arterial blood pressure variability show different characteristic changes during hemorrhage in isoflurane-anesthetized, mechanically ventilated dogs[J]. Anesthesia & Analgesia, 2002, 94(1): 16-21.

[5] Shafqat F K, Pal S S K, Kumari T S, et al. Changes in heart rate variability in patients under local anesthesia[C]//2007 29th annual

international conference of the IEEE engineering in medicine and biology society. IEEE, 2007: 299-302.

[6] Mor J, Carmon A. Laser emitted radiant heat for pain research[J]. Pain, 1975, 1(3): 233-237.

[7] Valeriani M, Rambaud L, Mauguière F. Scalp topography and dipolar source modelling of potentials evoked by CO_2 laser stimulation of the hand[J]. Electroencephalography and Clinical Neurophysiology/Evoked Potentials Section, 1996, 100(4): 343-353.

[8] Carmon A, Dotan Y, Sarne Y. Correlation of subjective pain experience with cerebral evoked responses to noxious thermal stimulations[J]. Experimental brain research, 1978, 33: 445-453.

[9] Bromm B, Treede R D. Laser-evoked cerebral potentials in the assessment of cutaneous pain sensitivity in normal subjects and patients[J]. Revue neurologique, 1991, 147(10): 625-643.

[10] Plaghki L, Mouraux A. EEG and laser stimulation as tools for pain research[J]. Curr Opin Investig Drugs, 2005, 6(1): 58-64.

[11] Frot M, Garcia-Larrea L, Guénot M, et al. Responses of the supra-sylvian (SII) cortex in humans to painful and innocuous stimuli: a study using intra-cerebral recordings[J]. Pain, 2001, 94(1): 65-73.

[12] Friederich M, Trippe R H, Özcan M, et al. Laser-evoked potentials

to noxious stimulation during hypnotic analgesia and distraction of attention suggest different brain mechanisms of pain control[J]. Psychophysiology, 2001, 38(5): 768-776.

[13] Shaw F Z, Chen R F, Yen C T. Dynamic changes of touch-and laser heat-evoked field potentials of primary somatosensory cortex in awake and pentobarbital-anesthetized rats[J]. Brain research, 2001, 911(2): 105-115.

[14] Shyu B C. CO_2 Laser Pulse-Evoked Nocifensive Behavior Mediated by C-Fibers[J]. Laser Pulse Phenomena and Applications, 2010: 459.

[15] Spiegel J, Hansen C, Treede R D. Clinical evaluation criteria for the assessment of impaired pain sensitivity by thulium-laser evoked potentials[J]. Clinical neurophysiology, 2000, 111(4): 725-735.

[16] Roth D, Petersen-Felix S, Bak P, et al. Analgesic effect in humans of subanaesthetic isoflurane concentrations evaluated by evoked potentials[J]. British journal of anaesthesia, 1996, 76(1): 38-42.

[17] Glover J R, Raghaven N, Ktonas P Y, et al. Context-based automated detection of epileptogenic sharp transients in the EEG: elimination of false positives[J]. IEEE Transactions on Biomedical Engineering, 1989, 36(5): 519-527.

[18] Dingle A A, Jones R D, Carroll G J, et al. A multistage system to

detect epileptiform activity in the EEG[J]. IEEE Transactions on Biomedical Engineering, 1993, 40(12): 1260-1268.

[19] Gabor A J, Seyal M. Automated interictal EEG spike detection using artificial neural networks[J]. Electroencephalography and clinical Neurophysiology, 1992, 83(5): 271-280.

[20] Huang L, Wang W, Singare S. Using back propagation feedback neural networks and recurrence quantification analysis of EEGs predict responses to incision during anesthesia[C]//International conference on natural computation. Berlin, Heidelberg: Springer Berlin Heidelberg, 2006: 364-373.

[21] Bailey J M, Haddad W M, Im J J, et al. Adaptive and neural network adaptive control of depth of anesthesia during surgery[C]//2006 American Control Conference. IEEE, 2006: 6.

[22] Haddad W M, Bailey J M, Hayakawa T, et al. Neural network adaptive output feedback control for intensive care unit sedation and intraoperative anesthesia[J]. IEEE Transactions on Neural Networks, 2007, 18(4): 1049-1066.

[23] 马拉特. 信号处理的小波导引[M]. 杨力华, 戴道清, 黄文良, 译. 北京: 机械工业出版社, 2002.

[24] Schiff S J, Aldroubi A, Unser M, et al. Fast wavelet transformation of EEG[J]. Electroencephalography and clinical neurophysiology, 1994, 91(6): 442-455.

[25] 吴小培，高清维. The EEG Signal Analysis Based on Wavelet Transform[J]. 安徽大学学报：自然科学版，2000，24（1）：40-44.

[26] 吴小培，冯焕清，周荷琴，等. 基于小波变换的脑电瞬态信号检测[J]. 数据采集与处理，2001，16（1）：86-89.

[27] 沈民奋，孙丽莎，沈凤麟. 基于小波变换的动态脑电节律提取[J]. 数据采集与处理，1999，14（2）：183-186.

[28] 许慰玲，黄静霞，沈民奋. 基于小波包分解的时变脑电节律提取[J]. 数据采集与处理，2004，19（1）：28-31.

[29] 吴小培，冯焕清，周荷琴. 基于小波变换的脑电信号噪声消除方法[J]. 电路与系统学报，2000，5（3）：96-98.

[30] Zikov T, Bibian S, Dumont G A, et al. Quantifying cortical activity during general anesthesia using wavelet analysis[J]. IEEE transactions on biomedical engineering, 2006, 53(4): 617-632.

[31] 王兆源，周龙旗. 检测脑电癫痫波的小波分析方法[J]. 北京生物医学工程，2000，19（3）：153-155.

[32] 贺太纲，卢广文，李建萍. 脑电中的混沌[J]. 生物医学工程学，2000，17（2）：209-213.

[33] 田心，杨福生. 脑电的非线性动力学研究中的问题和进展[J]. 国外医学（生物医学工程分），1999，22（4）：193-198.

[34] Babloyantz A, Salazar J M, Nicolis C. Evidence of chaotic dynamics of brain activity during the sleep cycle[J]. Physics letters

A, 1985, 111(3): 152-156.

[35] Rapp P E. Chaos in the neurosciences: cautionary tales from the frontier[J]. Biologist, 1993, 40(2): 89-94.

[36] Rapp P E, Zimmerman I D, Albano A M, et al. Experimental studies of chaotic neural behavior: cellular activity and electroencephalographic signals[C]//Nonlinear Oscillations in Biology and Chemistry: Proceedings of a meeting held at the University of Utah, 1985. Berlin, Heidelberg: Springer, 1986: 175-205.

[37] Babloyantz A. Chaotic dynamics in brain activity[J]. Behavioral and Brain Sciences, 1987, 10(2): 173-174.

[38] Röschke J, Başar E. The EEG is not a simple noise: strange attractors in intracranial structures[M]// Melnechuk T., Başar E(eds). Dynamics of Sensory and Cognitive Processing by the Brain: Integrative Aspects of Neural Networks, Electroencephalography, Event-Related Potentials, Contingent Negative Variation, Magnetoencephalography, and Clinical Applications. Berlin, Heidelberg: Springer, 1988.

[39] Soong A C, Stuart C I. Evidence of chaotic dynamics underlying the human alpha-rhythm electroencephalogram[J]. Biological cybernetics, 1989, 62(1): 55-62.

[40] Theiler J, Eubank S, Longtin A, et al. Testing for nonlinearity in time series: the method of surrogate data[J]. Physica D: Nonlinear

Phenomena, 1992, 58(1-4): 77-94.

[41] Pritchard W S, Duke D W, Krieble K K. Dimensional analysis of resting human EEG II: Surrogate - data testing indicates nonlinearity but not low - dimensional chaos[J]. Psychophysiology, 1995, 32(5): 486-491.

[42] Theiler J, Rapp P E. Re-examination of the evidence for low-dimensional, nonlinear structure in the human electroencephalogram [J]. Electroencephalography and clinical Neurophysiology, 1996, 98(3): 213-222.

[43] Jeong J, Kim S Y, Han S H. Non-linear dynamical analysis of the EEG in Alzheimer's disease with optimal embedding dimension[J]. Electroencephalography and clinical Neurophysiology, 1998, 106(3): 220-228.

[44] Stam C J, Jelles B, Achtereekte H A M, et al. Investigation of EEG non-linearity in dementia and Parkinson's disease[J]. Electroencephalography and clinical neurophysiology, 1995, 95(5): 309-317.

[45] 《临床麻醉学》编写组. 临床麻醉学[M]. 天津：天津科学技术出版社. 1996.

[46] Nayak A, Roy R J. Anesthesia control using midlatency auditory evoked potentials[J]. IEEE Transactions on Biomedical Engineering, 1998, 45(4): 409-421.

[47] 孙永海. 中潜伏期听觉诱发电位与麻醉深度的判断[J]. 国外医学. 麻醉学与复苏分册，1997，18（1）：51-54.

[48] 史誉吾. 麻醉的定义和深度的探讨[J]. 临床麻醉学杂志，1998，（4）：27-29.

[49] Sakai K, Matsui T. Modeling of the Changes in Heart Rate and Blood Pressure with Characteristic Respiratory Waveform during Surgery under Local Anesthesia[C]//2007 29th Annual International Conference of the IEEE Engineering in Medicine and Biology Society. IEEE, 2007: 1754-1757.

[50] Bressan N, Castro A, Brás S, et al. Synchronization software for automation in anesthesia[C]//2007 29th Annual International Conference of the IEEE Engineering in Medicine and Biology Society. IEEE, 2007: 5298-5301.

[51] Rezek I, Roberts S J, Conradt R. Increasing the depth of anesthesia assessment[J]. IEEE Engineering in Medicine and Biology Magazine, 2007, 2(26): 64-73.

[52] Kaul H L, Bharti N. Monitoring depth of anaesthesia[J]. Indian Journal of Anaesthesia, 2002, 46(4): 323-332.

[53] Padilla Salvador. Nonitoring physiological paraneters in nice during anesthesia. Bioengineering, Proceedings of the IEEE 32nd Annual Northeast Bioengineering Conference, 2009: 207-208.

[54] 黄力宇，程敬之. 脑电图在全身麻醉深度监测中的应用[J]. 国

外医学（生物医学工程分册），2000，23（5）：280-285.

[55] Esmaeili V, Assareh A, Shamsollahi M B, et al. Designing a fuzzy rule based system to estimate depth of anesthesia[C]//2007 IEEE Symposium on Computational Intelligence and Data Mining. IEEE, 2007: 681-687.

[56] Plourde G. Clinical use of the 40-Hz auditory steady state response[J]. International Anesthesiology Clinics, 1993, 31(4): 107-120.

[57] Plourde G, Chartrand D, Fiset P, et al. Antagonism of sevoflurane anaesthesia by physostigmine: effects on the auditory steady - state response and bispectral index[J]. British journal of Anaesthesia, 2003, 91(4): 583-586.

[58] Jensen E W, Nygaard M, Henneberg S W. On-line analysis of middle latency auditory evoked potentials (MLAEP) for monitoring depth of anaesthesia in laboratory rats[J]. Medical engineering & physics, 1999, 20(10): 722-728.

[59] Capitanio L, Jensen E W, Filligoi G C, et al. On-line analysis of AEP and EEG for monitoring depth of anaesthesia[J]. Methods of information in medicine, 1997, 36(04/05): 311-314.

[60] Tooley M A, Stapleton C L, Greenslade G L, et al. Mid - latency auditory evoked response during propofol and alfentanil anaesthesia[J]. British journal of anaesthesia, 2004, 92(1): 25-32.

[61] Aceto P, Valente A, Gorgoglione M, et al. Relationship between awareness and middle latency auditory evoked responses during surgical anaesthesia[J]. British Journal of Anaesthesia, 2003, 90(5): 630-635.

[62] Litvan H, Jensen E W, Maestre M L, et al. Comparison of an auditory evoked potentials index and a bispectral index versus clinical signs for determining the depth of anesthesia produced by propofol or sevoflurane[J]. Revista espanola de anestesiologia y reanimacion, 2000, 47(10): 447-457.

[63] Burch N R, Nettleton Jr W J, Sweeney J, et al. Period analysis of the electroencephalogram on a general - purpose digital computer [J]. Annals of the New York Academy of Sciences, 1964, 115(2): 827-843.

[64] Jospin M, Caminal P, Jensen E W, et al. Depth of anesthesia index using cumulative power spectrum[C]//2007 29th Annual International Conference of the IEEE Engineering in Medicine and Biology Society. IEEE, 2007: 15-18.

[65] Kumar A, Anand S. EEG signal processing for monitoring depth of anesthesia[J]. IETE Technical review, 2006, 23(3): 179-186.

[66] Sadati N, Aflaki A, Jahed M. Multivariable anesthesia control using reinforcement learning[C]//2006 IEEE International Conference on Systems, Man and Cybernetics. IEEE, 2006, 6: 4563-4568.

[67] Caelen O, Bontempi G, Barvais L. Machine learning techniques for decision support in anesthesia[C]//Conference on Artificial Intelligence in Medicine in Europe. Berlin, Heidelberg: Springer Berlin Heidelberg, 2007: 165-169.

[68] Gohil B, GholamhHosseini H, Harrison M J, et al. Intelligent monitoring of critical pathological events during anesthesia[C]// 2007 29th Annual International Conference of the IEEE Engineering in Medicine and Biology Society. IEEE, 2007: 4343-4346.

[69] Gifani P, Rabiee H R, Hashemi M R, et al. Nonlinear analysis of anesthesia dynamics by Fractal scaling exponent[C]//2006 International Conference of the IEEE Engineering in Medicine and Biology Society. IEEE, 2006: 6225-6228.

[70] Ferenets R, Lipping T, Suominen P, et al. Comparison of the properties of EEG spindles in sleep and propofol anesthesia[C]// 2006 International Conference of the IEEE Engineering in Medicine and Biology Society. IEEE, 2006: 6356-6359.

[71] Yang P, Dumont G, Ford S, et al. Multivariate analysis in clinical monitoring: detection of intraoperative hemorrhage and light anesthesia[C]//2007 29th Annual International Conference of the IEEE Engineering in Medicine and Biology Society. IEEE, 2007: 6215-6218.

[72] Ermes M, Sarkela M, Van Gils M, et al. Method for the automatic

detection of epileptiform waveforms in sevoflurane-induced anesthesia EEG[C]//2006 International Conference of the IEEE Engineering in Medicine and Biology Society. IEEE, 2006: 6343-6346.

[73] Gifani P, Rabiee H R, Hashemi M H, et al. Optimal fractal-scaling analysis of human EEG dynamic for depth of anesthesia quantification[J]. Journal of the Franklin Institute, 2007, 344(3-4): 212-229.

[74] Esmaeili V, Shamsollahi M B, Arefian N M, et al. Classifying depth of anesthesia using EEG features, a comparison[C]//2007 29th Annual International Conference of the IEEE Engineering in Medicine and Biology Society. IEEE, 2007: 4106-4109.

[75] Lv Y G. Theoretical evaluation on monitoring hypothermic anesthesia by the electrical response of human skin neurons[J]. Forschung im Ingenieurwesen, 2007, 71(2): 79-88.

[76] Nunes C S, Mendonça T, Lemos J M, et al. Control of depth of anesthesia using MUSMAR-exploring electromyography and the analgesic dose as accessible disturbances[C]//2007 29th Annual International Conference of the IEEE Engineering in Medicine and Biology Society. IEEE, 2007: 1574-1577.

[77] Molaee-Ardekani B, Senhadji L, Shamsollahi M B, et al. Brain activity modeling in general anesthesia: enhancing local mean-

field models using a slow adaptive firing rate[J]. Physical Review E——Statistical, Nonlinear, and Soft Matter Physics, 2007, 76(4): 41-91.

[78] Caelen O, Bontempi G, Coussaert E, et al. Machine learning techniques to enable closed-loop control in anesthesia[C]//19th IEEE Symposium on Computer-Based Medical Systems (CBMS'06). IEEE, 2006: 696-701.

[79] Adamus M, Belohlavek R. Fuzzy control of neuromuscular block during general anesthesia—system design, development and implementation[J]. International Journal of General Systems, 2007, 36(6): 733-743.

[80] Kortelainen J, Koskinen M, Mustola S, et al. EEG frequency progression during induction of anesthesia: from start of infusion to onset of burst suppression pattern[C]//2007 29th Annual International Conference of the IEEE Engineering in Medicine and Biology Society. IEEE, 2007: 1570-1573.

[81] Huang L, Wang W, Singare S. Recurrence quantification analysis of EEG predicts responses to incision during anesthesia[C]// International Conference on Neural Information Processing. Berlin, Heidelberg: Springer Berlin Heidelberg, 2006: 58-65.

[82] Jospin M, Caminal P, Jensen E W, et al. Detrended fluctuation analysis of EEG as a measure of depth of anesthesia[J]. IEEE

transactions on biomedical engineering, 2007, 54(5): 840-846.

[83] Li J Y, Kuo T S, Jaw F S. Normalization of the effect of sampling rate on the algorithmic complexity of electroencephalograph for evaluation of depth of anesthesia[C]//Proceedings of the 24th IASTED international conference on Biomedical engineering. 2006: 256-258.

[84] Klein F F. A waveform analyzer applied to the human EEG[J]. IEEE Transactions on Biomedical Engineering, 1976 (3): 246-252.

[85] Gregory T K, Pettus D C. An electroencephalographic processing algorithm specifically intended for analysis of cerebral electrical activity[J]. Journal of clinical monitoring, 1986, 2: 190-197.

[86] Rampil I J, Laster M J. No correlation between quantitative electroencephalographic measurements and movement response to noxious stimuli during isoflurane anesthesia in rats[J]. Anesthesiology, 1992, 77(5): 920-925.

[87] Rampil I J, Weiskopf R B, Brown J G, et al. I653 and isoflurane produce similar dose-related changes in the electroencephalogram of pigs[J]. Anesthesiology, 1988, 69(3): 298-302.

[88] Rampil I J. A primer for EEG signal processing in anesthesia[J]. The Journal of the American Society of Anesthesiologists, 1998, 89(4): 980-1002.

[89] Dutton R C, Smith W D, Smith N T. Does the EEG predict anesthetic

depth better than cardiovascular variables[J]. Anesthesiology, 1990, 73: 532-536.

[90] Rampil I J, Matteo R S. Changes in EEG spectral edge frequency correlate with the hemodynamic response to laryngoscopy and intubation[J]. The Journal of the American Society of Anesthesiologists, 1987, 67(1): 139-142.

[91] Drummond J C, Brann C A, Perkins D E, et al. A comparison of median frequency, spectral edge frequency, a frequency band power ratio, total power, and dominance shift in the determination of depth of anesthesia[J]. Acta Anaesthesiologica Scandinavica, 1991, 35(8): 693-699.

[92] Schwender D, Daunderer M, Mulzer S, et al. Spectral edge frequency of the electroencephalogram to monitor "depth" of anaesthesia with isoflurane or propofol[J]. British journal of anaesthesia, 1996, 77(2): 179-184.

[93] Feld J, Hoffman W E. Response entropy is more reactive than bispectral index during laparoscopic gastric banding[J]. Journal of clinical monitoring and computing, 2006, 20: 229-234.

[94] Cabrini L, Gioia L, Gemma M, et al. Bispectral index evaluation of the sedative effect of acupuncture in healthy volunteers[J]. Journal of clinical monitoring and computing, 2006, 20: 311-315.

[95] Hemández-Gancedo C, Pestaña D, Pérez-Chrzanowska H, et al.

Comparing Entropy and the Bispectral index with the Ramsay score in sedated ICU patients[J]. Journal of clinical monitoring and computing, 2007, 21: 295-302.

[96] Nunes C S, Mendonça T F, Magalhães H, et al. Predictive Adaptive Control of the Bispectral Index of the EEG (BIS) - Using the Intravenous Anaesthetic Drug Propofol[C]//Knowledge-Based Intelligent Information and Engineering Systems: 10th International Conference. Berlin, Heidelberg: Springer, 2006: 1248-1255.

[97] Schultz A, Siedenberg M, Grouven U, et al. Comparison of Narcotrend Index, Bispectral Index, spectral and entropy parameters during induction of propofol-remifentanil anaesthesia[J]. Journal of clinical monitoring and computing, 2008, 22: 103-111.

[98] Shieh J S, Kao M H, Liu C C. Genetic fuzzy modelling and control of bispectral index (BIS) for general intravenous anaesthesia[J]. Medical engineering & physics, 2006, 28(2): 134-148.

[99] Katoh T, Ikeda K. The effects of fentanyl on sevoflurane requirements for loss of consciousness and skin incision[J]. The Journal of the American Society of Anesthesiologists, 1998, 88(1): 18-24.

[100] Kearse L A, Rosow C, Zaslavsky A, et al. Bispectral analysis of the electroencephalogram predicts conscious processing of

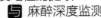
information during propofol sedation and hypnosis[J]. The Journal of the American Society of Anesthesiologists, 1998, 88(1): 25-34.

[101] Buyukkocak U, Ozcan S, Daphan C, et al. A comparison of four intravenous sedation techniques and Bispectral Index monitoring in sinonasal surgery[J]. Anaesthesia and intensive care, 2003, 31(2): 164-171.

[102] Nunes C S, Mendonca T, Bras S, et al. Modeling anesthetic drugs' pharmacodynamic interaction on the bispectral index of the EEG: the influence of heart rate[C]//2007 29th Annual International Conference of the IEEE Engineering in Medicine and Biology Society. IEEE, 2007: 6479-6482.

[103] Absalom A R, Kenny G N C. Closed - loop control of propofol anaesthesia using bispectral index^{TM}: performance assessment in patients receiving computer - controlled propofol and manually controlled remifentanil infusions for minor surgery[J]. British journal of anaesthesia, 2003, 90(6): 737-741.

[104] Sawaguchi Y, Furutani E, Shirakami G, et al. A model-predictive hypnosis control system under total intravenous anesthesia[J]. IEEE transactions on biomedical engineering, 2008, 55(3): 874-887.

[105] Suzuki M, Edmonds Jr H L, Tsueda K, et al. Effect of ketamine

on bispectral index and levels of sedation[J]. Journal of clinical monitoring and computing, 1998, 14(5): 373.

[106] Morioka N, Ozaki M, Matsukawa T, et al. A502 ketamine causes a paradoxical increase in the Bispectral Index[J]. Anesthesiology, 1997, 87(Supplement): 502.

[107] Sleigh J W, Donovan J. Comparison of bispectral index, 95% spectral edge frequency and approximate entropy of the EEG, with changes in heart rate variability during induction of general anaesthesia[J]. British journal of anaesthesia, 1999, 82(5): 666-671.

[108] Barr G, Jakobsson J G, Owall A, et al. Nitrous oxide does not alter bispectral index: study with nitrous oxide as sole agent and as an adjunct to iv anaesthesia[J]. British journal of anaesthesia, 1999, 82(6): 827-830.

[109] Puri G D. Paradoxical changes in bispectral index during nitrous oxide administration[J]. British journal of anaesthesia, 2001, 86(1): 141-142.

[110] Deogaonkar A, Vivar R, Bullock R E, et al. Bispectral index monitoring may not reliably indicate cerebral ischaemia during awake carotid endarterectomy[J]. British journal of anaesthesia, 2005, 94(6): 800-804.

[111] Kreuer S, Bruhn J, Ellerkmann R, et al. Failure of two

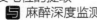
commercial indexes and spectral parameters to reflect the pharmacodynamic effect of desflurane on EEG[J]. Journal of clinical monitoring and computing, 2008, 22: 149-158.

[112] 刘建平，郑崇勋，马建青. 不同睡眠期脑电图复杂性研究[J]. 生物医学工程学杂志，1996，13（2）：119-122.

[113] 顾凡及，宋如坟，王炯炯，等. 不同状态下脑电图复杂性探索[J]. 生物物理学报，1994，10（3）：9-16.

[114] Frank G W, Lookman T, Nerenberg M A H, et al. Chaotic time series analyses of epileptic seizures[J]. Physica D: Nonlinear Phenomena, 1990, 46(3): 427-438.

[115] Pradhan N, Dutt D N. A nonlinear perspective in understanding the neurodynamics of EEG[J]. Computers in biology and medicine, 1993, 23(6): 425-442.

[116] Jansen B H. Quantitative analysis of electroencephalograms: is there chaos in the future?[J]. International journal of bio-medical computing, 1991, 27(2): 95-123.

[117] Gallez D, Babloyantz A. Predictability of human EEG: a dynamical approach[J]. Biological Cybernetics, 1991, 64(5): 381-391.

[118] Klonowski W. Chaotic dynamics applied to signal complexity in phase space and in time domain[J]. Chaos, Solitons & Fractals, 2002, 14(9): 1379-1387.

[119] Pereda E, Gamundi A, Rial R, et al. Non-linear behaviour of human EEG: fractal exponent versus correlation dimension in awake and sleep stages[J]. Neuroscience letters, 1998, 250(2): 91-94.

[120] Osborne A R, Provenzale A. Finite correlation dimension for stochastic systems with power-law spectra[J]. Physica D: Nonlinear Phenomena, 1989, 35(3): 357-381.

[121] Rapp P E. Chaos in the neurosciences: cautionary tales from the frontier[J]. Biologist, 1993, 40(2): 89-94.

[122] Theiler J, Eubank S, Longtin A, et al. Testing for nonlinearity in time series: the method of surrogate data[J]. Physica D: Nonlinear Phenomena, 1992, 58(1-4): 77-94.

[123] Pritchard W S, Duke D W, Krieble K K. Dimensional analysis of resting human EEG II: Surrogate - data testing indicates nonlinearity but not low - dimensional chaos[J]. Psychophysiology, 1995, 32(5): 486-491.

[124] Vakkuri A, Sandin R, Mustola S, et al. Scandinavian EEG entropy multicentre study[J]. British Journal of Anaesthesia, 2004, 93(3): 485-485.

[125] Davidson A J, Kim M J, Sangolt G K. Entropy and bispectral index during anaesthesia in children[J]. Anaesthesia and intensive care, 2004, 32(4): 485-493.

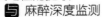
[126] Sleigh J W, Donovan J. Comparison of bispectral index, 95% spectral edge frequency and approximate entropy of the EEG, with changes in heart rate variability during induction of general anaesthesia[J]. British journal of anaesthesia, 1999, 82(5): 666-671.

[127] Anderson R E, Jakobsson J G. Entropy of EEG during anaesthetic induction: a comparative study with propofol or nitrous oxide as sole agent[J]. British Journal of Anaesthesia, 2004, 92(2): 167-170.

[128] Jäntti V, Alahuhta S, Barnard J, et al. Spectral entropy—what has it to do with anaesthesia, and the EEG?[J]. British journal of anaesthesia, 2004, 93(1): 150-152.

[129] Pincus S M. Approximate entropy as a measure of system complexity[J]. Proceedings of the national academy of sciences, 1991, 88(6): 2297-2301.

[130] 杨福生，廖旺才. 近似熵：一种适用于短数据的复杂性度量[J]. 中国医疗器械杂志，1997，21（5）：283-296.

[131] Diambra L, de Figueiredo J C B, Malta C P. Epileptic activity recognition in EEG recording[J]. Physica A: Statistical Mechanics and its Applications, 1999, 273(3-4): 495-505.

[132] Burioka N, Miyata M, Corn é lissen G, et al. Approximate entropy in the electroencephalogram during wake and sleep[J].

Clinical EEG and neuroscience, 2005, 36(1): 21-24.

[133] Kolmogorov A N. Three approaches to the quantitative definition of information[J]. Problems of information transmission, 1965, 1(1): 1-7.

[134] Lempel A, Ziv J. On the complexity of finite sequences[J]. IEEE Transactions on information theory, 1976, 22(1): 75-81.

[135] Kaspar F, Schuster H G. Easily calculable measure for the complexity of spatiotemporal patterns[J]. Physical review A, 1987, 36(2): 842.

[136] D'Alessandro G, Politi A. Hierarchical approach to complexity with applications to dynamical systems[J]. Physical Review Letters, 1990, 64(14): 1609.

[137] Xu J H, Liu Z R, Liu R. The measures of sequence complexity for EEG studies[J]. Chaos, Solitons & Fractals, 1994, 4(11): 2111-2119.

[138] Xu J H, Wu X B. The information transmission on cerebral cortex based on the complexity measure of EEG signals[J]. Biomedical Modeling and Simulation, eds. J. Eisenfeld, DS Levine and M. Witten (Elsevier, Amsterdam, 1992) pp, 1992: 375-381.

[139] Xu J H, Wu X B. Using complexity measure to characterize information transmission of human brain cortex[J]. Science in

China. Series B, Chemistry, Life Sciences & Earth Sciences, 1994, 37(12): 1455-1462.

[140] Radhakrishnan N, Gangadhar B N. Estimating regularity in epileptic seizure time-series data[J]. IEEE engineering in medicine and biology magazine, 1998, 17(3): 89-94.

[141] Zhang X S, Roy R J. Predicting movement during anaesthesia by complexity analysis of electroencephalograms[J]. Medical & biological engineering & computing, 1999, 37: 327-334.

[142] Zhang X S, Roy R J, Jensen E W. EEG complexity as a measure of depth of anesthesia for patients[J]. IEEE transactions on biomedical engineering, 2001, 48(12): 1424-1433.

[143] 孟欣，沈恩华，陈芳，等. 脑电图复杂度分析中的粗粒化问题 I.过分粗粒化和三种复杂度的比较[J].生物物理学报，2000，16（4）：701-706.

[144] 赵瑞珍，宋国乡. 一种基于小波变换的白噪声消噪方法的改进[J].西安电子科技大学学报，2000，27（5）：619-622.

[145] Mallat S, Zhong S. Characterization of signals from multiscale edges[J]. IEEE Transactions on pattern analysis and machine intelligence, 1992, 14(7): 710-732.

[146] Pan Q, Zhang L, Dai G, et al. Two denoising methods by wavelet transform[J]. IEEE transactions on signal processing, 1999, 47(12): 3401-3406.

[147] Donoho D L. De-noising by soft-thresholding[J]. IEEE transactions on information theory, 1995, 41(3): 613-627.

[148] 胡广书. 数字信号处理：理论算法与实现[M]. 北京：清华大学出版社，2003.

[149] 赵瑞珍，宋国乡，王红. 小波系数阈值估计的改进模型[J]. 西北工业大学学报，2001，19（4）：625-628.

[150] 杨福生，洪波，唐庆玉. 独立分量分析及其在生物医学工程中的应用[J]. 国外医学（生物医学工程分册），2000，23（3）：129-134，186.

[151] Bell A J, Sejnowski T J. An information-maximization approach to blind separation and blind deconvolution[J]. Neural computation, 1995, 7(6): 1129-1159.

[152] Lee T W, Girolami M, Sejnowski T J. Independent component analysis using an extended infomax algorithm for mixed subgaussian and supergaussian sources[J]. Neural computation, 1999, 11(2): 417-441.

[153] 齐春，邸双亮，梁德群，等. 基于自适应中值滤波的脑事件关联电位单次提取[J]. 中国生物医学工程学报，2003，22（3）：220-227.

[154] Ye Z, Tian F, Weng J. EEG signal processing in anesthesia-using wavelet-based informational tools[C]//2005 IEEE Engineering in Medicine and Biology 27th Annual Conference. IEEE, 2006:

4127-4129.

[155] Rosso O A, Martin M T, Plastino A. Brain electrical activity analysis using wavelet-based informational tools[J]. Physica A: Statistical Mechanics and its Applications, 2002, 313(3-4): 587-608.

[156] Rong-Wei F, Xiao-Hui L, Sai-Sai Y, et al. Solid dye lasers based on 2-hydroxypropyl methacrylate and methyl methacrylate copolymers[J]. Chinese Physics Letters, 2008, 25(2): 700.

[157] Herrmann W M, Irrgang U. An absolute must in clinico-pharmacological research: pharmaco-electroencephalography, its possibilities and limitations[J]. Pharmacopsychiatry, 1983, 16(5): 134-142.

[158] Irwin P. Spectral difference index: a single EEG measure of drug effect[J]. Electroencephalography and Clinical Neurophysiology, 1982, 54(3): 342-346.

[159] 张小雷，侯沂. 定量药物脑电图预测氟哌啶醇对精神分裂症的疗效[J]. 中华神经精神科杂志，1992，25（5）：300-302.

[160] Itil T M. The discovery of psychotropic drugs by computer - analyzed cerebral bioelectrical potentials (CEEG)[J]. Drug Development Research, 1981, 1(4): 373-407.

[161] 伍国锋，张文渊. 脑电波产生的神经生理机制[J]. 临床脑电

学杂志，2000，9（3）：188-190.

[162] Gibbs F A, Gibbs E L, Lennox W G. Effect on the electro-encephalogram of certain drugs which influence nervous activity[J]. Archives of Internal Medicine, 1937, 60(1): 154-166.

[163] Kissin I. General anesthetic action: an obsolete notion?[J]. Anesthesia & Analgesia, 1993, 76(2): 215-218.

[164] Griffith I L. Drugs and security in the commonwealth Caribbean [J]. Journal of Commonwealth & Comparative Politics, 1993, 31(2): 70-102.

[165] Berger H. Uber das Elektrenkephalogramm des Menschens: siebente Mitteilung[J]. Arch Psychiatr Nervenkr, 1933, 100: 301-320.

[166] Glass P S, Bloom M, Kearse L, et al. Bispectral analysis measures sedation and memory effects of propofol, midazolam, isoflurane, and alfentanil in healthy volunteers[J]. The Journal of the American Society of Anesthesiologists, 1997, 86(4): 836-847.

[167] Sebel P S, Lang E, Rampil I J, et al. A multicenter study of bispectral electroencephalogram analysis for monitoring anesthetic effect[J]. Anesthesia & Analgesia, 1997, 84(4): 891-899.

[168] Lorenz E N. Deterministic nonperiodic flow[J]. Journal of atmospheric sciences, 1963, 20(2): 130-141.

[169] Mandelbrot B B, Mandelbrot B B. The fractal geometry of nature[M]. New York: WH freeman, 1982.

[170] 徐京华，吴祥宝. 以复杂度测度刻划人脑皮层上的信息传输 [J]. 中国科学，1994，24（1）：57-62，115.

附录 A：小波变换原理

1. 小波变换

对于函数 $f(t)$，$f(t) \in L^2(R)$，其中，$R = \mathbf{R} - \{0\}$，表示非零实数集，其小波变换为以 $\psi_{a,b}(t) = \dfrac{1}{\sqrt{a}} \psi\left(\dfrac{t-b}{a}\right)$ 函数族为积分核的积分变换，其定义式为

$$W_f(a,b) = \int_{-\infty}^{+\infty} f(t) \overline{\psi}_{a,b}(t) \mathrm{d}t = \int_{-\infty}^{+\infty} f(t) \overline{\psi}\left(\frac{t-b}{a}\right) \mathrm{d}t$$

其中，a 为尺度参量，表征了小波成分的宽度，与原始信号的频率成分相关；b 为位置参量，表征了小波成分在时间上的位置；函数 ψ 为小波母函数，函数 $\overline{\psi}$ 为 ψ 的共轭函数，相应的函数族 $\psi_{a,b}(t)$ 中的各函数均称为小波函数。小波变换的逆变换表达式为

$$f(t) = \frac{1}{C_{\psi}} \int_{-\infty}^{+\infty} \int_{0}^{+\infty} \psi\left(\frac{t-b}{a}\right) W_f(a,b) \frac{\mathrm{d}a\mathrm{d}b}{a^2}$$

其中，$C_{\psi} = \int_{-\infty}^{+\infty} \dfrac{|\psi(\omega)|}{|\omega|} \mathrm{d}\omega < \infty$，指容许性条件。

为满足具体应用的需要，一般会采取小波变换的离散化处理，对小波变换的尺度参量 a 和位置参量 b 取值：$a = a_0^m$，$b = nb_0 a_0^m$（$a_0 > 1$，$b_0 > 1$，$\forall m,n \in \mathbf{Z}$），则小波变换的离散化处理定义为

$$W_f(m,n) = \int_{-\infty}^{+\infty} f(t) a_0^{-\frac{m}{2}} \overline{\psi}\left(a_0^{-m}t - nb_0\right) \mathrm{d}t$$

$$= \int_{-\infty}^{+\infty} f(t)\overline{\psi}_{m,n}(t)\mathrm{d}t = \langle f, \psi_{m,n}\rangle$$

相应的离散小波为

$$\psi_{m,n}(t) = a_0^{-\frac{m}{2}} \psi\left(\frac{t - nb_0 a_0^m}{a_0^m}\right) = a_0^{-\frac{m}{2}} \overline{\psi}\left(a_0^{-m}t - nb_0\right)$$

若取 $a_0 = 2$，$b_0 = 1$，则相应的小波变换称为二进小波变换。

可以证明，离散正交小波基具有完备性，可以对任意函数进行分解与合成，即

$$f(t) = \sum_{m=-\infty}^{+\infty} \sum_{n=-\infty}^{+\infty} D_{m,n}\psi_{m,n}(t)$$

其中，$D_{m,n}$ 为小波系数，其计算公式为

$$D_{m,n} = \langle f, \psi_{m,n}\rangle = \int_{-\infty}^{+\infty} f(t)\overline{\psi}_{m,n}(t)\mathrm{d}t$$

由此可将 $f(t)$ 用内积的形式表示为

$$f(t) = \sum_{m=-\infty}^{+\infty} \sum_{n=-\infty}^{+\infty} \langle f, \psi_{m,n}\rangle \psi_{m,n}(t)$$

2. 多分辨率分析与 Mallat 算法

多分辨率分析由函数空间中满足以下条件的一系列闭子空间及一个函数构成：

（1）单调性：$V_m \subset V_{m+1}$，$\forall m \in \mathbf{Z}$；

（2）逼近性：$\bigcap_{m \in \mathbf{Z}} V_m = \{0\}$，$\bigcup_{m \in \mathbf{Z}} V_m = L^2(R)$，其中，$R = \mathbf{R} -$ {0}，表示非零实数集；

（3）伸缩性：若 $f(t) \in V_m$，则 $f(2t) \in V_{m+1}$；

（4）平移不变性：若 $f(t) \in V_m$，则 $f(t-k) \in V_m$；

（5）正交性：存在 $\phi(t) \in V_0$，使得 $\{\phi(t-k) | k \in \mathbf{Z}\}$ 构成 V_0 的标准正交基。这样可以得到小波级数展开式：

$$f(t) = \sum_{m=1}^{M} \sum_{n \in Z} c_{m,n} \phi_{m,n}(t) + \sum_{m=1}^{M} \sum_{n \in Z} d_{m,n} \phi_{m,n}(t)$$

其中，M 为分解尺度，$c_{m,n}$ 和 $d_{m,n}$ 为小波系数，计算 $f(t)$ 的小波系数及重建信号 $f(t)$ 的 Mallat 算法：

$$c_{m,n} = \sum_{k} \overline{h}_{k-2n} c_{m-1,k}$$

$$d_{m,n} = \sum_{k} \overline{g}_{k-2n} c_{m-1,k}$$

$$c_{m-1,n} = \sum_{k} c_{m,n} h_{n-2k} + \sum_{k} d_{m,n} g_{n-2k}$$

反侵权盗版声明

电子工业出版社依法对本作品享有专有出版权。任何未经权利人书面许可，复制、销售或通过信息网络传播本作品的行为；歪曲、篡改、剽窃本作品的行为，均违反《中华人民共和国著作权法》，其行为人应承担相应的民事责任和行政责任，构成犯罪的，将被依法追究刑事责任。

为了维护市场秩序，保护权利人的合法权益，我社将依法查处和打击侵权盗版的单位和个人。欢迎社会各界人士积极举报侵权盗版行为，本社将奖励举报有功人员，并保证举报人的信息不被泄露。

举报电话：（010）88254396；（010）88258888

传　　真：（010）88254397

E-mail：　dbqq@phei.com.cn

通信地址：北京市万寿路 173 信箱
　　　　　电子工业出版社总编办公室

邮　　编：100036

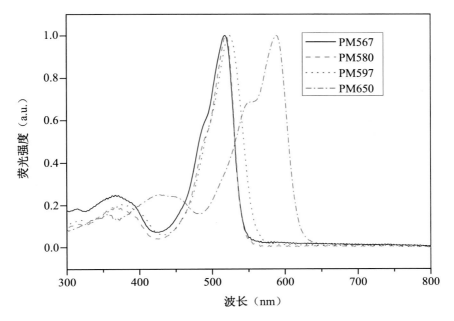

图 5-7　PM 系列染料的乙醇溶液吸收谱

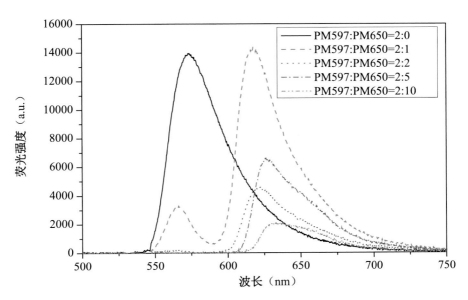

图 5-8　PM597 染料与 PM650 染料共掺乙醇溶液在不同掺杂浓度比情况下
的荧光谱（一）

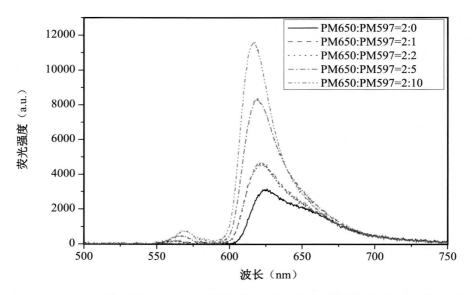

图 5-9　PM597 染料与 PM650 染料共掺乙醇溶液在不同掺杂浓度比情况下的荧光谱（二）

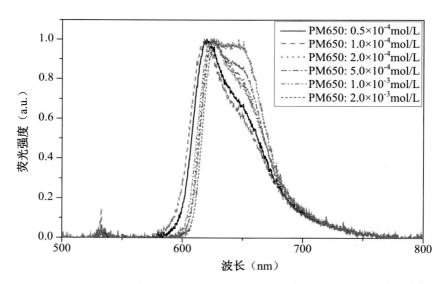

图 5-10　不同浓度的 PM650 染料掺入固体染料激光介质时测得的荧光谱

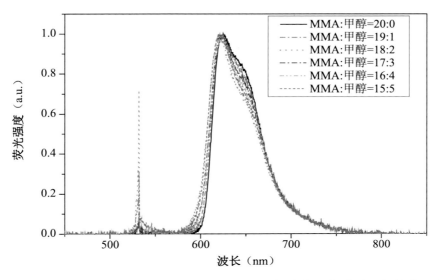

图 5-11　将甲醇按不同体积比掺入 PM650 固体染料激光介质时测得的荧光谱

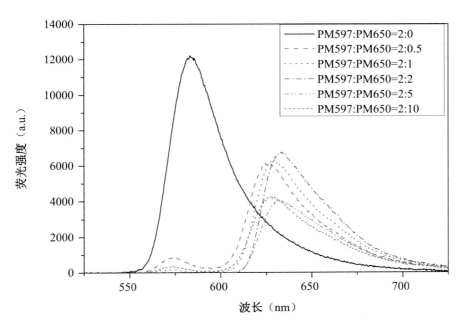

图 5-12　PM597 染料与 PM650 染料共掺时固体染料激光介质的荧光谱

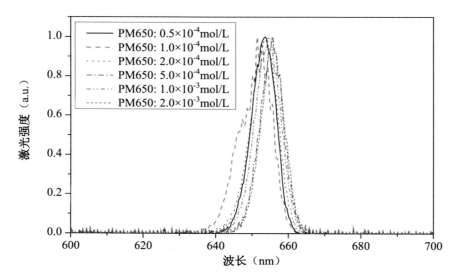

图 5-14　不同掺杂浓度的 PM650 固体染料激光介质的激光谱

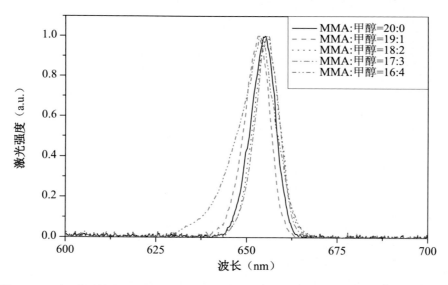

图 5-15　由不同体积比甲醇掺杂改性的 PM650 固体染料激光介质的激光谱

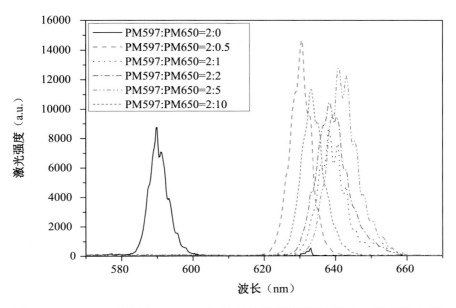

图 5-16　PM597 染料与 PM650 染料共掺的固体染料激光介质的激光谱

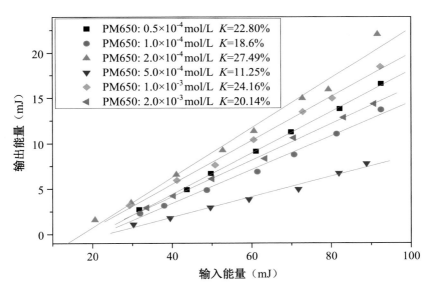

图 5-17　掺杂不同浓度 PM650 染料的固体染料激光器的斜率效率

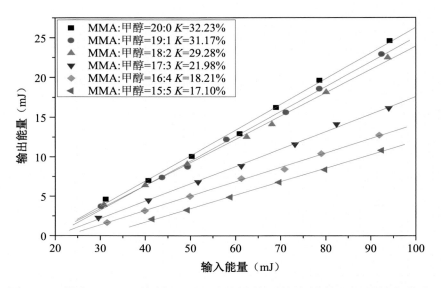

图 5-18　掺杂 PM650 染料且以甲醇改性的固体染料激光器的斜率效率

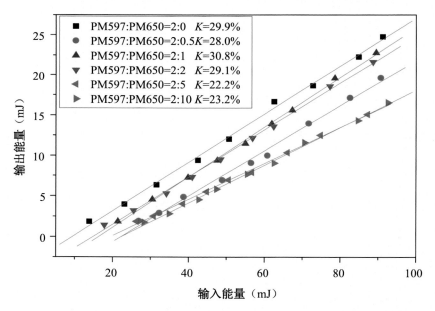

图 5-19　PM597 染料与 PM650 染料共掺的固体染料激光器的斜率效率